Préparation

Au Sevrage

par

Le Dr Plateau.

# PRÉPARATION

# AU SEVRAGE

2835-96. — Corbeil. Imprimerie Éd. Crété.

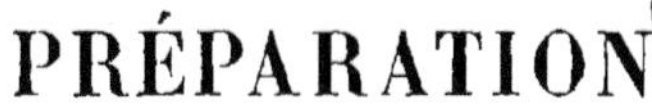

# PRÉPARATION

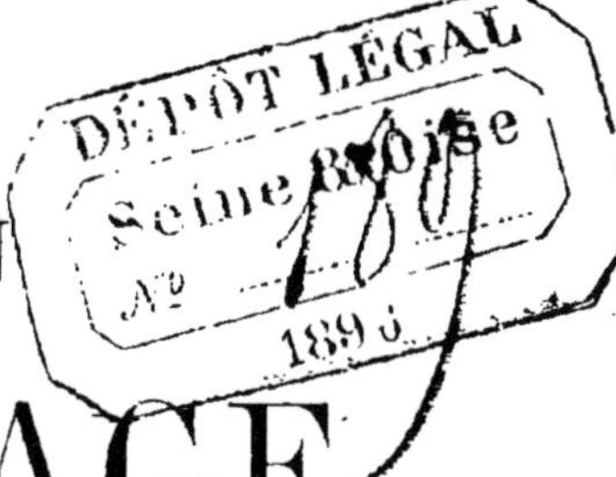


# AU SEVRAGE

NOURRITURE COMPLÉMENTAIRE DE L'ENFANT
PENDANT L'ALLAITEMENT

Par le Dr PLATEAU

> Ordonnez (aux nourrices), voyez faire et n'épargnez rien pour rendre aisés dans la pratique les soins que vous aurez prescrits.
>
> J.-J. Rousseau — (*Émile*).

**Ouvrage couronné par la Société d'Hygiène de l'Enfance**

---

NOUVELLE ÉDITION

---

PARIS
ASSELIN ET HOUZEAU
LIBRAIRES DE LA FACULTÉ DE MÉDECINE
**Place de l'École-de-Médecine**

1896

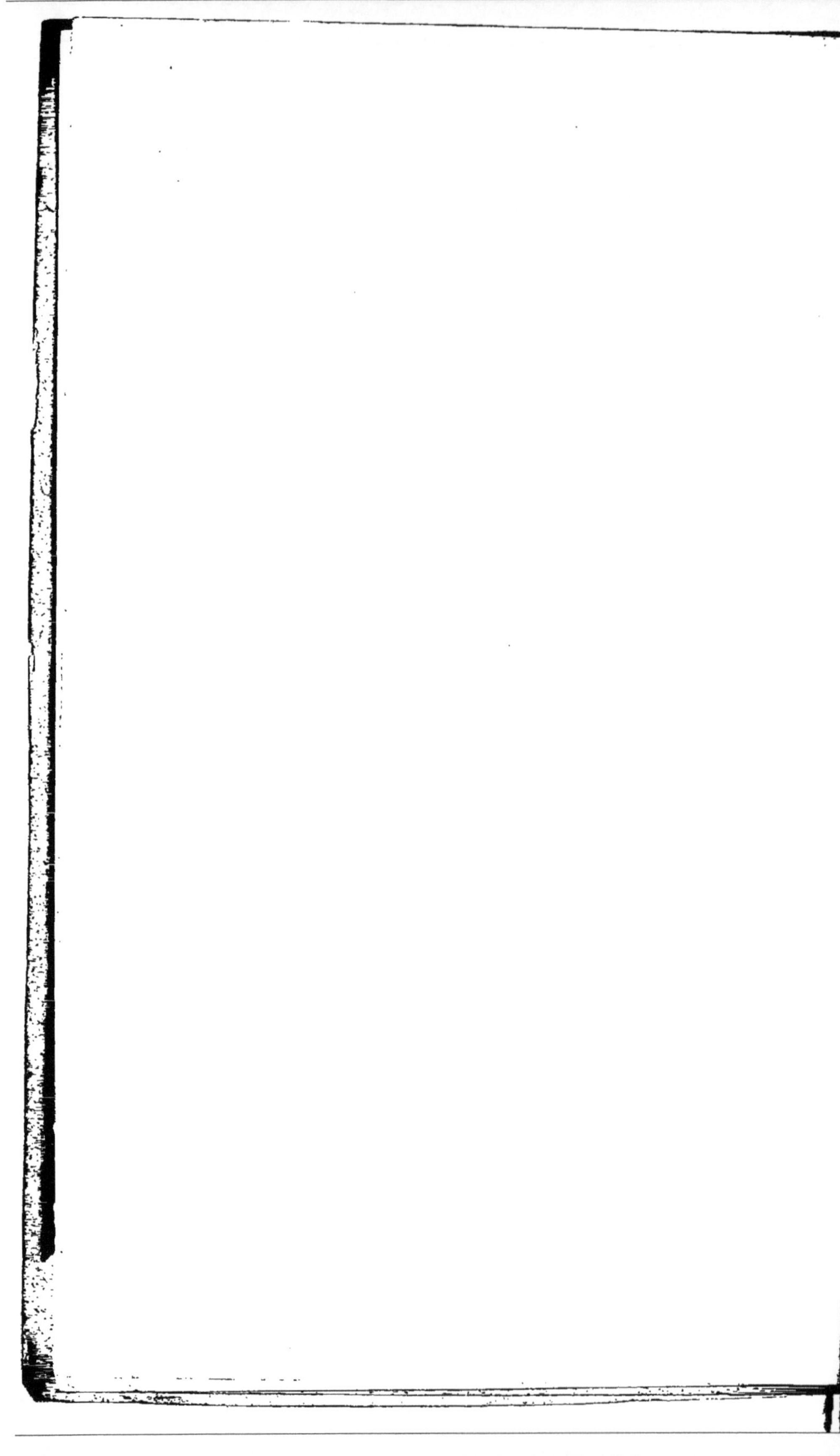

# PRÉFACE

*Lorsque parut, il y a quelques années, la première édition de cet ouvrage, je fus très heureusement surpris de l'accueil flatteur qu'il reçut du public et des médecins qui ne dédaignèrent pas de le lire. Un certain nombre de mes confrères, en effet, me donnèrent une preuve sincère de leur trop bienveillante opinion en le recommandant dans leur clientèle, et je reçus de leur part de bien précieux témoignages d'approbation.*

*Fort de ces encouragements, je publie aujourd'hui cette nouvelle édition, revue et considérablement augmentée.*

*Le chapitre du* lait, *notamment, lait de femme ou d'animal (chèvre, ânesse, vache), lait cru ou bouilli, est presque entièrement refait à nouveau. J'ai pensé qu'il ne serait pas inutile de se bien re-*

*mettre en mémoire les diverses propriétés et la composition naturelle des différents laits, de manière à mieux comprendre le pourquoi de l'utilité ou plutôt de la nécessité de l'allaitement naturel, et du choix, dans l'allaitement mixte et artificiel, du lait de tel ou tel animal, suivant les circonstances.*

*Pour le lait* stérilisé, *voici ce que je disais dans la première édition :*

« *On fait usage depuis quelque temps d'un lait*
« *stérilisé d'après les procédés Pasteur. Mais, cette*
« *expérience est encore trop récente pour que nous*
« *puissions baser une opinion sérieuse sur son em-*
« *ploi.*

« *Cependant, à l'étranger, en Allemagne et en*
« *Suisse, Leehmann dit avoir remarqué que le lait*
« *stérilisé par le procédé de Soxhlet était pris avec*
« *plaisir par les enfants et qu'il avait constaté la*
« *fréquence moins considérable des accidents diges-*
« *tifs que chez les enfants nourris au lait ordinaire.*
« *Ces enfants auraient également augmenté de*
« *poids d'une manière plus sensible.*

« *Mon expérience personnelle m'a confirmé cette*
« *manière de voir. Je dois cependant noter que si*
« *les enfants qui en font usage s'en trouvent bien,*
« *il n'en est pas de même pour les adultes qui se*

« *plaignent du goût prononcé de beurre, et de sa*
« *digestibilité difficile.* »

*Depuis, le lait stérilisé a fait ses preuves, et j'ai cru devoir en exposer une assez longue étude, basée sur mon expérience personnelle, et sur les nombreux travaux de mes maîtres et confrères.*

*Les farines et fécules, les bouillies et panades ont été l'objet de mes soins tout particuliers et d'expériences personnelles répétées. C'est là, en effet, qu'est en quelque sorte le but de ce livre, qui aurait pu avoir pour titre :* La cuisine du premier âge.

*J'espère, je crois, avoir donné des explications assez claires pour que la jeune mère ne soit pas embarrassée quand elle fera, en temps voulu, la première bouillie de son nourrisson.*

*Les préceptes que j'ai formulés sur la question du* sevrage *sont divisés en alinéas concernant les diverses phases de cette période : Époque de l'année la plus favorable ; âge de l'enfant ; état de la dentition.*

*Le sevrage doit-il être brusquement et rapidement effectué, comme le veulent certains auteurs, ou, au contraire, comme nous le pensons avec la grande majorité des médecins, doit-il être graduel et progressif? Inconvénients du sevrage tardif et prématuré.*

*Nous espérons, dans l'étude de ces différents points, avoir réussi à faire comprendre la nécessité d'une longue* préparation au sevrage, *suivant certaines règles qu'il faut nécessairement observer, certaines habitudes de nourriture complémentaire qu'il faut faire prendre à l'enfant à partir d'un certain âge, pour l'amener sans secousses, sans brusque transition au moment critique où il devra être définitivement privé du sein.*

## NOTA BENE.

*Il est bien entendu que je ne prétends pas offrir ici un Traité didactique de l'Alimentation des Enfants ou des Nouveau-nés, ou de l'Allaitement naturel ou artificiel, etc.*

*Ce livre est un modeste* vade-mecum *de la mère, de la nourrice, et qui pourra peut-être rendre aussi quelque service au médecin pour l'administration et la confection des bouillies, panades, etc., dont la* formule culinaire *peut parfois être peu présente à la mémoire.*

*Or, si le choix d'un aliment approprié aux besoins*

*de l'enfant est de la dernière importance, la préparation en a une presque aussi considérable.*

*L'habitude, la tradition de famille, le caprice en décident le plus souvent, et comme les règles d'après lesquelles le choix devrait se faire sont souvent ignorées des personnes qui devraient les mettre en pratique, il arrive fréquemment que dès l'âge le plus tendre, le développement physique des enfants se trouve compromis par la manière dont on les nourrit.*

*Aussi ai-je cru devoir insister sur le choix et la préparation en général, les doses suffisantes et nécessaires, l'excipient préférable, la cuisson, etc., des bouillies, panades, etc.*

*Sur le lait : ébullition, stérilisation, coupage, quantités à administrer.*

*Sur le biberon : choix, nettoyage, etc., de manière à transformer un mode d'alimentation réputé dangereux, en un procédé simple, facile, vraiment utile et inoffensif pour l'enfant, et d'une aide précieuse pour la nourrice.*

*J'ai souvent rencontré chez les jeunes mères une certaine ignorance de ces détails de la* cuisine *spéciale des petits enfants : j'ai essayé de les tirer d'embarras. Je me suis efforcé de traiter et de résumer en quelques pages nettes, claires et concises, ces différents points, et d'en déduire les règles ou les conseils nécessaires à une nourrice (mère ou étrangère) pour mener à bien la nourriture du petit enfant jusqu'à l'époque du sevrage.*

*Pourrai-je me flatter d'avoir réussi? C'est là le véritable succès que j'ambitionne, car « un auteur « qui écrit avec conviction ne se contente pas « d'être lu, il veut convaincre; il veut réformer les « idées fausses, détruire les préjugés et faire péné- « trer la vérité dans les esprits capables de la « comprendre, pour que de là elle se répande et « se popularise (1) ».*

D[r] P.

(1) Donné, *Conseils aux mères.*

# PRÉPARATION AU SEVRAGE

## CHAPITRE PREMIER

Le *Sevrage* est la cessation de l'allaitement, mais non la suppression du lait chez les enfants sevrés, lequel doit, pendant longtemps encore, former une partie importante de leur alimentation.

La *Préparation au Sevrage* est l'ensemble des moyens destinés à ménager cette transition critique entre l'allaitement et l'alimentation nouvelle qui constitue à l'enfant une vie indépendante de sa nourrice, alimentation à laquelle il faut savoir l'habituer peu à peu suivant certaines précautions, certaines règles qu'il est utile et nécessaire d'observer rigoureusement, et dont il faut par conséquent posséder la connaissance approfondie.

Il est impossible de se rendre bien compte de la nécessité des soins minutieux et multiples qu'exigent l'allaitement et la direction de l'alimentation pendant les premiers mois de l'existence du nouveau-né, si l'on ne se fait pas une idée précise et juste du mécanisme délicat de la digestion à cet âge, si l'on ne comprend pas bien le phénomène physiologique de l'*assimilation* et de la transformation sous l'influence des ferments digestifs, du *lait* en chair et en sang.

### LA DIGESTION CHEZ LE PETIT ENFANT.

L'appareil digestif des nouveau-nés est ainsi constitué qu'il exige impérieusement une nourriture spéciale à des organes dont le développement encore incomplet se perfectionne continuellement. Les glandes salivaires, de l'estomac et de l'intestin, fonctionnent alors de telle sorte que les sucs qu'elles sécrètent ne peuvent, pendant cette période de leur existence, *digérer que le lait.*

Quand dans un vase on verse du lait, et qu'on y ajoute un ferment spécial nommé *présure*, on voit se produire au sein du liquide une masse caillebottée, un coagulum blanc, opaque, solide, et le liquide restant sera devenu transparent et jaune verdâtre. Le coagulum porte le nom de *caillé*, *caséum*, *caséine*, *fromage*. Le liquide est le *petit-lait.*

Quand du lait est introduit dans l'estomac de l'enfant, le même phénomène se produit : le suc gastrique de l'enfant remplit alors l'office de la présure, caille le lait, et c'est sous cet état que le lait va être assimilé et digéré.

C'est le premier acte de la digestion.

Le lait de femme se coagule en un précipité extrêmement fin, en très légers flocons, et forme une sorte de gelée sans consistance qui sera assimilée, digérée très facilement par le suc gastrique des glandes à pepsine. Les particules (1) qui composent ce *caillé* de lait de femme, sont tellement ténues que Meggenhofen pensait que la caséine se dissolvait directement dans l'estomac.

Le lait de vache, au contraire, se caille en gros caillots compacts, beaucoup moins solubles, plus difficilement dissous par le suc gastrique, surtout si le lait est cru, comme nous le verrons plus tard ; plus légers cependant s'il s'agit du lait de chèvre, et surtout d'ânesse.

On conçoit que la digestion sera d'autant plus facile et rapide que le coagulum sera plus fin. On peut presque dire que toute la question de l'allaitement artificiel est là : donner du lait dont le précipité de caséine soit le plus fin possible, par

(1) Tarnier et Chantreuil, *Traité de l'art des accouchements.*

suite le plus digestible, se rapprochant le plus du lait de femme.

Que si du lait est absorbé par un adulte, il sera aussi bien digéré. Donnons-lui également de la viande, des végétaux, des fruits, etc., la digestion s'accomplira encore, parce que les organes de l'adulte contiennent des ferments, des sucs digestifs capables de modifier toutes les substances alimentaires, de les assimiler, de les digérer en un mot.

Mais chez le nouveau-né, chez le petit enfant, au contraire, il se trouve que les glandes de son estomac ne peuvent sécréter que des sucs gastriques capables de transformer, d'assimiler, de digérer exclusivement le lait. Si on lui fait absorber d'autres aliments, ou du lait de mauvaise qualité, ou même bon, mais trop riche en caséine, trop fort pour lui, on obtient des produits insuffisamment modifiés, non assimilés (indigestion) ou provoquant une fermentation vicieuse : la fermentation normale, la digestion ne pourra plus s'effectuer. Ces ferments vicieux agiront alors de telle sorte que l'estomac sera provisoirement incapable de sécréter de nouveau du suc gastrique, d'où la dyspepsie et son fâcheux cortège de vomissements, diarrhée, etc.

Si l'on revient à l'alimentation normale, au lait

propre à l'enfant, on obtient la guérison de cet embarras gastrique momentané, et tout peut rentrer dans l'ordre.

Mais si cet état de fermentation vicieuse se prolonge, grâce à une alimentation non en rapport avec les capacités digestives de l'enfant, la guérison devient de plus en plus difficile : l'estomac aura subi trop longtemps l'influence nocive de ces ferments, la muqueuse stomacale sera malade, enflammée, il existera une gastrite aiguë d'abord, bientôt chronique, de l'entérite, et l'on verra se produire l'ensemble des phénomènes qui constituent l'*athrepsie*, les vomissements, la diarrhée verte, l'amaigrissement, le gros ventre, etc., et enfin la mort.

Revient-on alors à l'alimentation normale par le lait, même au sein? — Il est trop tard, à moins d'invoquer de rares exceptions. Les matières toxiques produites par la fermentation vicieuse qui empoisonnent l'enfant et qui engendrent une fièvre continuelle, ne permettront plus au lait ingéré de former un coagulum assimilable et la digestion ne s'accomplira pas. Les vomissements ou la diarrhée rejetteront en caillots et en grumeaux le lait non assimilé, non transformé par un suc gastrique mal élaboré et dans un milieu infectieux.

*Le lait est donc la seule et nécessaire nourriture du nouveau-né pendant les premiers mois de la vie.*

Mais quel lait doit-on préférer?

*Le lait de femme avant tout.*

S'il est insuffisant, ou même qu'il fasse complètement défaut, on donnera le lait qui s'en rapproche le plus.

Quel est-il ? Comment, dans quelles conditions doit-on le donner? Jusqu'à quel âge ne donnera-t-on exclusivement que ce lait étranger, soit seul, soit concurremment avec le lait de la nourrice?

Plus tard, à mesure que le développement progressif des organes digestifs, la sortie des dents le permettront, quelle nourriture supplémentaire offrira-t-on à l'enfant? Quelle sera cette nourriture ? A quel âge commencera-t-on l'administration de ces aliments qui pourront alors être digérés comme le lait lui-même et concourront ainsi à l'alimentation?

Enfin, l'enfant avançant en âge, habitué à manger, à se nourrir d'aliments autres que le lait, devra être privé un jour du sein de sa nourrice.

A quelle époque de la vie infantile, dans quelles conditions, avec quelles précautions devra être effectué ce grand acte de sa jeune existence ?

Telles sont les diverses questions que nous allons étudier.

On n'invente rien en matière d'hygiène, a dit Bouchut, même, ou plutôt *surtout*, lorsqu'il s'agit de l'art d'élever les petits enfants.

Il faut en avoir élevé soi-même, en famille, pour bien se rendre compte des embarras, des perplexités qui assaillent les parents, et même les médecins consultés à cet égard, quand il s'agit des mille petits détails journaliers et incessamment variés de l'alimentation du petit enfant.

J'estime que le Sevrage, dont l'époque paraît si redoutable à bien des mères, et semble jeter, dans de nombreuses familles, une inquiétude et une crainte souvent exagérées, peut et doit être amené par une sage et progressive modification de la nourriture, sans secousses, sans accidents (maladie, diarrhée, etc.). En un mot, l'enfant ne *doit pas s'apercevoir* de la suppression de l'allaitement et de son passage à une alimentation indépendante, avec laquelle il doit, d'ailleurs, être déjà familiarisé.

C'est là le but que je poursuis. Les conseils que je formule pour y atteindre sont basés principalement sur ma propre expérience, confirmée par les idées puisées dans les publications des différents auteurs qui ont traité ce sujet.

Trop souvent, l'intérêt de l'enfant est primé par des considérations étrangères à son hygiène, à son régime, à sa santé, à son existence, en un mot.

Les préjugés, les idées préconçues, d'une part, et les obligations mondaines ou la terrible question d'argent, d'autre part, ne font échouer que trop fréquemment les prescriptions médicales, et négliger la ligne de conduite qui doit être absolument et fermement suivie pour assurer la bonne santé régulière du nourrisson.

Dans la médecine en général, et en particulier dans cette partie de la médecine qui regarde l'hygiène et le régime alimentaire des petits enfants, il ne peut être édicté de règles fixes et immuables, de principes absolument arrêtés auxquels on ne puisse déroger. Il faut tenir compte, dans l'alimentation de l'enfant, de son état de santé habituel, de sa constitution, de la manière dont fonctionnent son estomac et ses intestins, etc.

Il faut savoir varier le choix des aliments, panades, potages, etc. Chez un même enfant, d'ailleurs, ne voit-on pas telle bouillie, telle panade qui avait été acceptée avec plaisir pendant quelque temps, être un beau jour, sans motif, refusée? Changez, essayez une autre farine : ou bien, momentanément, accommodez celle dont il a l'habitude avec un autre excipient : bouillon, eau, lait; c'est souvent suffisant pour lui faire accepter avec plaisir, accommodée au bouillon ou à l'eau par exemple, la bouillie qu'il refusait au lait. Consultez simplement son goût. C'est là une question de tact, d'intelligence et surtout de patience.

De plus, il faut réunir aux soins minutieux de la préparation des aliments, une ponctualité rigoureuse dans leur administration, une certaine adresse culinaire et la plus exquise propreté.

Ce sont ces différents points qui doivent attirer et retenir l'attention quotidienne, ou plutôt de chaque instant, d'une mère véritablement soucieuse de la vie de son enfant ; elle devra assister à ses repas et ne se fier qu'à elle-même ; elle évitera la gloutonnerie du petit être qui voudra « trop » de ce qu'il aimera; elle l'empêchera de manger trop vite, elle lui apprendra à mâcher, quand il en sera aux croûtes de pain. Tous ces détails négligés peuvent être la cause d'indigestions, de diarrhées, de dyspepsies qui seront alors facilement évitées.

## CHAPITRE II

### NOURRITURE COMPLÉMENTAIRE PENDANT L'ALLAITEMENT JUSQU'A L'AGE DE SIX MOIS.

Jusqu'à l'âge de 6 mois au moins, l'enfant ne doit prendre que du lait. Le lait, type de l'aliment parfait, est l'aliment naturel de l'enfant. Il serait à désirer que ce lait fût exclusivement celui de la nourrice jusqu'à cet âge. Malheureusement, il est souvent indispensable avant cette époque de donner au nourrisson une certaine quantité de lait étranger pour suppléer à l'insuffisance du lait de la nourrice.

C'est là l'allaitement *mixte*. La nourrice commence à être épuisée : elle est jeune, pleine de bonne volonté et de zèle, mais se fatigue, ne dort pas suffisamment. Elle maigrit, sa figure est pâle, son lait devient plus clair, moins nourrissant : le travail de l'allaitement est au-dessus de ses forces : c'est alors qu'il faut l'aider.

Dans d'autres circonstances, à peine remise de

ses couches, la mère pauvre est forcée de retourner à son travail : l'enfant est confié à des parents ou mis à la crèche. Si la mère ne peut venir l'allaiter, il faut, pendant son absence, alimenter l'enfant avec du lait étranger.

### DU LAIT.

Avant d'aborder l'étude du lait étranger, c'est-à-dire de l'allaitement mixte et artificiel, il doit être bien compris et absolument entendu que, lorsque c'est possible, c'est l'*allaitement naturel* qui doit être préféré.

Nul doute, nulle hésitation à ce sujet. C'est le lait puisé directement par le nourrisson au sein de la femme qui constitue sa nourriture de choix, normale; c'est le véritable mode d'alimentation naturelle. Nous avons envisagé l'hypothèse, malheureusement fréquente, où, pour des raisons diverses, l'allaitement naturel seul n'est pas possible ; nous allons étudier la marche à suivre pour nourrir complémentairement l'enfant à l'aide du lait étranger.

### LAIT DE CHÈVRE.

Le lait de chèvre a été beaucoup employé autrefois; il jouit même encore aujourd'hui d'une certaine faveur dans quelques pays, notamment en Allemagne. Mais, au moins pour les citadins, il offre de si sérieux désagréments qu'il a été à peu près abandonné dans les grands centres de population, sauf dans certains cas spéciaux. Au contraire, à la campagne, le lait de chèvre peut rendre de réels services, et on l'emploie encore parfois avec succès (1). On peut faire téter directement l'enfant au pis, l'animal s'y prêtant généralement fort bien; c'est la meilleure manière. Ou bien l'on fait ingérer à l'enfant le lait tout nouvellement trait. Cette dernière condition est indispensable : le lait de chèvre ne se garde pas; transporté il se coagule rapidement, et comme déjà il est, à l'état frais, d'une digestion difficile, son indigestibilité augmente en raison du temps écoulé depuis la traite.

Le lait de chèvre contient en effet deux à trois fois plus de caséine que le lait de femme, les autres éléments restant sensiblement égaux; cependant le lait de chèvre contient un peu moins de sucre, et un peu plus de sels minéraux (Gautier, Féry, Fleischmann).

De plus, la chèvre ne produit pas de lait pendant quatre mois de l'année.

(1) Le lait de chèvre est particulièrement salutaire aux enfants pâles, débiles et lymphatiques (A. Bossu, *Anthropologie*).

Enfin, le prix dans les villes en est élevé, vu la difficulté qu'il y a à s'en procurer. A la campagne, au contraire, cette difficulté ne se rencontre pas, et le prix de revient est minime, la chèvre étant un animal peu difficile à nourrir et n'exigeant pas de grands soins. En tous cas, on choisirait une chèvre blanche et sans cornes ; cette espèce répand une odeur moins forte que les autres.

Ces différentes raisons nous amènent à faire de sérieuses restrictions à l'emploi, comme nourriture habituelle, du lait de chèvre dans l'alimentation des nouveau-nés des villes.

## LAIT D'ANESSE.

Il est fâcheux qu'au point de vue économique de sérieuses objections s'élèvent contre le lait d'ânesse. Son prix est en effet assez élevé, et il n'est pas facile de s'en procurer. Sa composition est sensiblement la même que celle du lait de femme. Cependant il est moins riche en beurre. La digestion en est très facile et notamment les enfants nés avant terme, ou les nouveau-nés qui n'ont pas encore de nourrice, dans les premiers jours de leur existence, s'en trouvent fort bien. Mais il faut l'administrer le plus tôt possible après la traite, ce lait s'altérant très facilement, même après ébullition.

Le lait d'ânesse (1) est un excellent moyen d'alimentation pour les nouveau-nés. Les résultats obtenus à la nourrisserie des Enfants-Assistés en sont une preuve, mais à la condition expresse que, comme dans cet hôpital, l'enfant tette directement l'ânesse, ou que les pis de l'animal soient propres, les mains de l'opérateur soigneusement nettoyées, le lait recueilli dans des vases irréprochables, et qu'il soit donné à l'enfant sans tarder.

Ces conditions, qui doivent être toutes remplies, sont difficiles à réunir; aussi les résultats obtenus par ce mode d'alimentation laissent-ils à désirer et ne sont pas certainement ce qu'ils devraient être.

Dans le service d'accouchements de l'hôpital de la Charité, M. Budin employait le lait d'ânesse chez les enfants nés prématurément, mais à cause des inconvénients que nous venons de signaler et en présence des résultats qu'a donnés le lait stérilisé, il y a renoncé.

### LAIT DE VACHE.

Le lait de vache est le plus communément em-

(1) Chavane, *Semaine médicale*. Décembre 1892 et *passim*.

ployé. Son abondance et par suite son prix relativement peu élevé et d'ailleurs extrêmement variable, ses qualités nutritives en font un aliment de premier ordre ; mais l'analyse chimique nous confirme ce que l'observation, la clinique nous avaient déjà appris, à savoir sa trop grande richesse en caséine, d'où son indigestibilité pour les nouveau-nés. Il diffère en effet du lait de femme par une proportion double (Gautier), triple (Fery) de caséine. La quantité de sels est aussi trois fois plus considérable, les autres produits, beurre, sucre, eau, densité, restant sensiblement égaux.

Le même lait peut présenter de sérieuses modifications dans sa composition, suivant qu'il est frais, qu'il vient d'être trait, ou qu'il s'est écoulé un certain temps depuis la traite. Et même pendant une même traite, le lait du début, du milieu, et de la fin n'est pas semblable à lui-même. Le lait du début est plus aqueux.

Le meilleur lait est le lait du commencement de la traite, qu'il est facile de trouver à la campagne, et même maintenant dans beaucoup de vacheries établies dans les grandes villes ; mais il est prudent d'aller surveiller soi-même la traite.

Et à ce propos nous voudrions dire quelques mots sur une idée fausse à laquelle nous avons vu souvent attacher une grande importance : c'est ce préjugé, très répandu, qui consiste à exiger toujours le lait d'une même vache. Or c'est non seulement inutile, mais peut même devenir nuisible. D'abord nous avons vu que le lait est modifié dans sa composition du commencement à la fin de la traite. De plus, d'un jour à l'autre il peut changer selon l'alimentation ou la santé de la vache. De nombreuses analyses ont confirmé ce fait. Enfin cette vache, depuis combien de temps a-t-elle vêlé quand on l'a choisie pour fournir le lait de l'enfant ? Le lait n'est plus le même à mesure que le temps s'écoule depuis la mise-bas.

Ces écarts de composition sont assez considérables pour provoquer chez l'enfant des troubles digestifs : coliques, diarrhée, vomissements, que le lait seul peut expliquer.

Aussi est-il préférable de donner au nourrisson le mélange des laits de plusieurs animaux, dont la composition reste à peu près constante, ainsi qu'il résulte des analyses de Gautrelet.

Pour le lait qui arrive dans les villes ayant déjà quelques heures de traite, après avoir effectué un voyage plus ou moins long et subi des manipulations plus ou moins... heureuses, la question de l'ébullition doit être posée.

Cependant il faut reconnaître que depuis quelques années, certaines grandes laiteries de province, bien installées, proprement tenues, surveillées avec soin, fournissent en général de très bon lait.

## LAIT CRU.

Il n'y a pas bien longtemps encore que le lait cru était seul jugé digne d'être employé dans l'alimentation. On l'avait ainsi, disait-on, aussi semblable que possible au lait sortant de la mamelle.

C'était le lait vivant : « Tout au sortir du pis de la femelle, disait Parmentier (1757), le lait a encore la vie des esprits animaux qui ne tardent guère à s'évanouir à l'air extérieur. C'est en vue de capter cette matière délicate et subtile qu'Euriphon, Hérodote, Prodicus, fameux médecins de l'antiquité, ont recommandé qu'on prît le lait dans les mamelles, et Galien confirme ce sentiment... »

M. Luton (1), de Reims, tout récemment encore, estime que le lait devrait être assimilé au sang : l'un et l'autre recèlent « le principe de la vie en puissance ».

(1) *Union médicale du Nord-Est*, 1890.

Le lait cru est préféré par M. Comby (1) : « le lait bouilli n'est plus du lait naturel », et par M. Dujardin-Beaumetz (cité par M. Luton, *loc. cit.*) : « plus en effet vous vous rapprocherez du lait vivant, c'est-à-dire sortant de la mamelle, plus les conditions seront favorables pour l'absorption de cet aliment... »

Au contraire, M. le professeur Tarnier (2) a fait justice de l'hypothèse de la vitalité du lait : « Est-ce bien vrai ? Je l'ai cru, et la première fois que les mots de lait vivant me sont tombés sous les yeux, j'ai été séduit. Aujourd'hui l'accouplement de ces deux mots me laisse plus froid... »

En 1882, M. Lucas-Championnière, alors chirurgien de la maternité de l'hôpital Cochin, écrivait dans les *Archives de Tocologie :* « Beaucoup de médecins repoussent le lait bouilli parce que, disent-ils, il n'est plus vivant. A Paris il est quelquefois bien difficile de l'administrer autrement, et pour ma part il m'a paru digéré aussi bien. »

Pour tous ceux qui savent avec quel soin, nous pourrions (3) même dire avec quelle minutie M. L. Championnière observe dans les moindres

(1) *Progrès médical*, 1885.
(2) *Bulletin de l'Académie de médecine*, 1882.
(3) Drouet, *Lait bouilli et lait cru*, 1892 et *passim*.

détails tout ce qui touche à l'hygiène infantile, une telle remarque doit être d'un poids considérable dans l'appréciation de la valeur du lait bouilli.

M. Vallin (1) : « C'est un préjugé que rien ne justifie que de croire le lait chaud encore du pis plus nourrissant et plus digestible. »

En un mot il faut renoncer, à l'heure actuelle, à attribuer à l'ébullition une action quelconque sur une vitalité dont l'existence n'est nullement démontrée.

## INCONVÉNIENTS DU LAIT CRU.

Le lait cru fermente, s'aigrit, *tourne* très rapidement. C'est un fait d'observation banale. Aussi les marchands ont-ils l'habitude de l'additionner de bicarbonate de soude qui masque l'altération du liquide sans en diminuer le danger pour l'enfant. Et si on n'avait à leur reprocher que cette addition !

Mais l'objection la plus grave (2) qu'on doive faire au lait de vache cru, c'est d'être souvent le véhicule des microbes et la cause primordiale de maladies que le nouveau-né suce avec le lait.

(1) *Revue d'hygiène*, 1884, p. 750.
(2) Chavane, *loc. cit.*

Ou bien ces microbes se trouvent naturellement contenus dans le lait, et proviennent à travers la glande, de l'organisme animal qui le fournit, ou bien leur présence est accidentelle. La contamination s'est faite pendant les premières manipulations lors de la traite, d'autres fois pendant le contact avec les vases dans lesquels on le recueille, ou même par le simple dépôt des poussières si riches en germes de l'air atmosphérique.

Les *diarrhées infantiles* si fréquentes surtout avec l'usage du biberon (*feeting bottle's diseases*, maladies du biberon des Américains), la *fièvre typhoïde*, la *scarlatine*, la *fièvre aphteuse*, et enfin. surtout, la *tuberculose* ont été transmises par les germes contenus dans le lait.

Les épidémies de ces différentes maladies observées en France, en Angleterre, en Hollande, en ont démontré la transmission par le lait.

Pour la tuberculose, les pouvoirs publics sont intervenus pour interdire la vente des viandes et des laits provenant des vaches tuberculeuses (1). Cependant il ne faudrait pas tomber dans l'exagération, et en arriver à ne plus oser faire usage de lait! Les exemples de contagion sont, en somme, très rares relativement à l'immense quan-

(1) Loi du 28 juin 1881, art. 13 : *La vente et l'usage du lait provenant de vaches tuberculeuses sont interdits.*

tité de lait absorbé journellement; nous ne voulons retenir qu'un fait : c'est que le lait tel qu'il est livré à la consommation est *quelquefois* dangereux et susceptible d'introduire dans l'économie les germes de diverses maladies.

Or le remède est heureusement à la portée du mal : à 80° tous les microbes meurent (1); il est donc tout naturellement indiqué de faire bouillir le lait.

## LAIT BOUILLI.

La grande objection des adversaires de l'ébullition du lait est que le lait bouilli serait moins digestible que le lait cru. Mais de nombreuses expérimentations ont détruit cette assertion, et permettent d'affirmer, au contraire, que le lait bouilli est plus digestible.

En effet, sous l'influence de l'ébullition, la caséine du lait de vache, au lieu de se coaguler en gros flocons durs et presque insolubles, se fragmente en caillots de petit volume, moins compacts, se laissant ainsi imprégner plus parfaitement par le suc gastrique chargé de les digérer; c'est là une condition très avantageuse pour la

(1) Dans l'espèce, les microbes *pathogènes*, tout au moins.

digestion : nous avons vu en effet que l'une des causes principales de la grande digestibilité du lait de femme est précisément la finesse de la caséine précipitée par le suc gastrique.

Beaumont (Boston, 1834) a été conduit par des observations fréquemment renouvelées sur un Canadien qu'il avait à son service, et qui à la suite d'un coup de feu avait conservé une fistule à l'estomac, à admettre que le lait bouilli est plus digestible que le lait cru (1).

Les expériences du professeur Ch. Richet, de Reichmann, pratiquées il y a quelques années dans des circonstances analogues, ont confirmé les vues de Beaumont.

Le professeur Crolas, de Lyon, a formulé des conclusions qui tendraient à prouver la supériorité du lait bouilli.

Les recherches de M. Crolas ont été faites sur le lait de vache provenant d'une ferme du département de l'Isère; et il résulte des analyses soigneuses faites comparativement avant et après l'ébullition que :

1° L'ébullition enlève au lait une petite quantité de beurre entraîné par l'albumine au moment de la coagulation par la chaleur, quantité que l'on

(1) Drouet, *loc. cit.*

retrouve, du reste, dans la pellicule qui se forme sur le lait bouilli et refroidi;

2° L'ébullition n'a aucune action sur la caséine et la lactose; ces principes subsistent tels qu'avant l'ébullition;

3° L'ébullition augmente la quantité de phosphates solubles; ce qui semble indiquer que le lait bouilli contient une plus grande quantité d'acide phosphorique immédiatement assimilable.

De toutes ces recherches, M. Crolas se trouve donc autorisé à conclure que le lait bouilli est au moins équivalent comme produit alimentaire, sinon supérieur, au lait non bouilli.

Au congrès de Genève (1882), on a pu voir du lait qui avait été porté pendant une heure dans un vase clos à la température de 110° ou 115° : « Ce lait, après avoir subi cette préparation, pourrait être facilement conservé. La caséine se précipiterait en flocons très petits et il serait digéré par les enfants beaucoup plus facilement que le lait cru (1). »

## DESTRUCTION DES MICROBES.

L'ébullition tue les microbes et assure ainsi un lait inoffensif.

(1) *Bulletin de l'Académie de médecine*, 1882.

A ce point de vue, l'utilité de l'ébullition est désormais admise par toutes les sociétés médicales.

Congrès de Dusseldorf (1876) : « Le lait cru pouvant être le véhicule de germes morbides et spécialement de la pommelière, doit être bouilli avant d'être livré à la consommation. »

En 1880, le congrès de Turin votait les mêmes conclusions.

Au congrès international d'hygiène de la Haye, après un remarquable rapport du Dr Vallin, les conclusions suivantes furent adoptées : Le lait de vaches phtisiques est suspect et capable de transmettre la tuberculose; il est particulièrement dangereux quand il existe chez les vaches des ulcérations tuberculeuses des glandes mammaires. — Le lait tuberculeux bouilli est inoffensif.

M. Villemin, de l'Académie de médecine : « Si l'allaitement est impossible, le lait doit toujours être bouilli. »

Nous pourrions prolonger ces citations, mais la cause est jugée : la preuve est faite.

Le lait bouilli se digère au moins aussi bien que le lait cru.

Il est aussi nutritif.

Il se conserve mieux.

Il est inoffensif, même ayant contenu des germes morbides.

L'ébullition durera quelques minutes et ne sera pas repétée quand on administrera le lait dans le courant de la journée.

On le laissera refroidir en le divisant en plusieurs portions. Toutes les ménagères savent en effet qu'il est bon de transvaser le lait le moins possible. On aura soin d'employer des vases de faïence, porcelaine, grès, etc., bien entendu d'une propreté irréprochable. On les tiendra au frais, au besoin trempés dans l'eau froide. Les vases en métal seront rejetés.

La boîte au lait en fer battu d'un usage si universellement répandu ne doit être employée que pendant le temps très court de son transport, et sera soigneusement, chaque jour, lavée à l'eau bouillante.

## LAIT STÉRILISÉ.

Je ne sais si l'on peut affirmer que la question de la stérilisation du lait a atteint, à l'heure actuelle, peut-être son maximum de développement au point de vue de l'expérimentation, mais véritablement de tels travaux ont été publiés par des maîtres éminents, de telles expériences ont été instituées de tous côtés, que la religion de chacun doit être suffisamment éclairée et qu'une opinion sur le lait stérilisé peut être désormais solidement assise.

Les médecins que préoccupe spécialement l'hygiène alimentaire de la première enfance, pensent et espèrent avoir trouvé dans le lait stérilisé un aliment inaltéré et inaltérable dans sa composition et de plus absolument sain.

En dehors des avantages inappréciables que l'hygiène alimentaire peut retirer de l'emploi d'un lait pur de tout germe (1), la stérilisation du lait est peut-être celle qui apportera le plus sûr contingent à l'hygiène de l'enfance.

Fera-t-on usage du lait stérilisé industriellement, ou stérilisera-t-on le lait à domicile ?

## LAIT STÉRILISÉ INDUSTRIELLEMENT.

Ce serait sortir de notre cadre que de nous étendre longuement sur les divers appareils et procédés mis en usage par les grandes laiteries qui fournissent le lait stérilisé en bouteilles cachetées, plombées, etc.

Le principe est celui-ci : porter le lait à une température telle (100 à 110°) que les microbes soient détruits, et que le lait ainsi traité résiste pen-

(1) Meillère, *Tribune médicale*, n° 16, 1895.

dant longtemps à la fermentation lactique. Aussi le lait peut-il, même pendant les grandes chaleurs de l'été, voyager sans danger, et on peut l'administrer en toute tranquillité à condition de ne le déboucher qu'au moment de la consommation ; d'un autre côté la composition du lait n'est pas sensiblement altérée ; les granulations de caséine sont plus fines, la modification porte sur l'état de division du caillot lui-même et non sur son état moléculaire.

C'est à l'aide de la vapeur d'eau sous pression que l'on obtient cette température. Les bouteilles contenant le lait sont déposées ouvertes, dans un appareil en forme de grand cylindre de cuivre, qui, refermé, aura pendant trois quarts d'heure une température intérieure de 108° obtenue par la circulation de la vapeur d'eau. Ces bouteilles sont munies d'un bouchon en émail entouré d'une rondelle de caoutchouc, de manière à assurer une occlusion complète.

Quand l'opération est finie, on ouvre rapidement le cylindre, et à l'aide de la main protégée par un gant de crin, on rabat rapidement sur la bouteille le bouchon qui y est attaché par la fermeture en fils de fer qui maintiendra le bouchage hermétique.

Le lait ainsi préparé ne présente pas une teinte

sensiblement différente de celle du lait non stérilisé ; parfois, après un certain temps, on peut trouver dans le fond de la bouteille de petits morceaux de beurre produit naturellement : il suffit d'agiter avant de déboucher.

Son goût, peu différent du lait cru, n'est pas celui du lait bouilli ; il n'y a pas eu, d'ailleurs, d'ébullition à proprement parler : le lait ne bout pas quoique la température à laquelle il est soumis dans le cylindre dépasse sensiblement son point d'ébullition.

### LAIT STÉRILISÉ A DOMICILE.

Les appareils relativement simples et à bon marché qui se sont multipliés depuis quelques années permettent de stériliser le lait chez soi, économiquement et facilement.

Mais cette opération doit être pratiquée par une personne intelligente, la mère de préférence ; elle offre l'immense avantage de diviser pour chaque tétée, la quantité de lait nécessaire ; elle supprime l'usage des biberons, une tétine pouvant s'adapter directement sur le goulot du flacon qui renferme le lait stérilisé.

On ne donnera pas le lait resté en vidange dans une bouteille qui aura été débouchée.

Il est préférable de ne pas donner de lait stérilisé depuis plus de vingt-quatre heures.

Enfin les bouteilles seront préalablement propres ; lavées à l'eau bouillie, rincées, etc.

L'appareil de Soxhlet est un des plus employés en France, 10 à 15 fioles d'une contenance de 150 à 200 grammes, contenues dans un porte-bouteilles, sont plongées dans un bain-marie ; elles sont remplies de lait aux deux tiers, et munies de leur bouchon spécial. L'eau du bain-marie arrive à la moitié de la bouteille ; on la porte à l'ébullition pendant une grande demi-heure.

Le mode de bouchage est aujourd'hui perfectionné. Autrefois la fiole était fermée par un bouchon de caoutchouc percé d'un trou central. Quand l'air des bouteilles s'était échappé par cet orifice, on l'obturait à l'aide d'une baguette de verre et l'ébullition était prolongée pendant un quart d'heure environ.

Aujourd'hui on place sur le goulot fait en entonnoir, un disque de caoutchouc rouge qui est maintenu, pour éviter son expulsion par la vapeur et l'air qui s'échappent, par un petit cylindre en métal muni de griffes. Quand l'opération est terminée, les bouteilles sont retirées de l'eau, et la vapeur dégagée par le lait, qui remplit le tiers supérieur du flacon, se condense par refroidissement, fait le vide, et la pression atmosphérique fixe le disque sur la bouteille. Le disque de caoutchouc paraît comme aspiré dans l'intérieur du goulot, et présente à son centre une dépression tournée vers l'air extérieur. On retire alors le cylindre à griffes, et les flacons sont mis au frais.

Dans d'autres appareils, le disque est remplacé par une tétine en caoutchouc. Malheureusement ces tétines, qui offrent l'avantage de supprimer le débouchage des fioles, s'abîment assez vite.

L'appareil très simple et peu coûteux employé avec succès par M. le Dr Budin dans son service de l'hôpital de la Charité, présente de sérieux avantages. C'est, dans ses parties essentielles, un bain-marie qui peut être quelconque, dans lequel est plongé le porte-bouteilles ; 40 minutes d'ébullition. Les bouteilles sont coiffées d'un capuchon de caoutchouc, semblable comme forme à celui des bouteilles d'eau minérale, renforcé à la base d'une sorte d'anneau qui enserre le goulot. L'air dilaté, la vapeur, s'échappent par un petit orifice situé sur le côté et en haut de l'anneau. Par le refroidissement la partie supérieure du capuchon s'applique sur le goulot et forme la concavité, la dépression qui prouve le vide parfait de la fiole.

Au moment de la consommation, on enlève ce

capuchon et on lui substitue rapidement un *galactophore*, tétine très bien comprise, et la bouteille se trouve ainsi transformée en biberon.

Enfin on peut obtenir, sans aucuns frais, du lait suffisamment stérilisé et encore préférable au lait bouilli. Une marmite ordinaire, garnie d'un peu de paille dans le fond et remplie d'un tiers d'eau, constitue le bain-marie. On y met debout un certain nombre de fioles quelconques, de pharmacie par exemple, soigneusement lavées à l'eau bouillante, et contenant chacune une dose de lait pour une tétée (autant de bouteilles que de tétées pour 24 heures). On fait bouillir pendant trois quarts d'heure, on retire du feu le bain-marie, et les bouteilles sont fermées avec des bouchons ayant bouilli pendant cinq bonnes minutes dans de l'eau. On adapte directement à ces bouteilles un galactophore au moment du besoin.

Les laits ainsi stérilisés chez soi, à l'aide de ces différents appareils, conservent tous leurs caractères organoleptiques et leur bon goût : on doit d'ailleurs s'en assurer chaque fois qu'on débouche une bouteille, avant de donner le lait à l'enfant. On évitera ainsi les inconvénients graves qui peuvent résulter de l'administration d'un lait altéré (fissure dans le goulot, ou du disque, du capuchon, ou mauvais bouchage, etc.).

Dans certains cas on pourra employer avec avantage un appareil dont on se sert à la Maternité de Paris. C'est la marmite américaine, à savoir un récipient, une sorte de marmite en étain fermée par un couvercle vissé. La marmite remplie de lait est mise au bain-marie, et l'ébullition dure une heure environ. En résumé le lait cuit à l'abri de l'air, sous pression, ne laissant évaporer aucune partie liquide et conserve sa même composition et sa même densité. Mais si l'on obtient ainsi du lait privé de germes, et non susceptible de fermenter on n'évite pas les inconvénients du transvasement dans des récipients, des biberons qui peuvent n'être pas parfaitement propres.

### DIGESTIBILITÉ DU LAIT STÉRILISÉ.

Les laits ainsi stérilisés à domicile, au bain-marie, dans les environs de 100°, sont aussi bons que les laits stérilisés fournis par l'industrie. Leurs qualités sont sensiblement égales, pourvu que ceux-ci proviennent d'une maison sérieuse.

Ils n'ont aucun goût particulier, restent homogènes et peuvent être conservés un temps assez long sans altération. Cependant nous rappelons que, par prudence, il vaut mieux ne stériliser que la quantité nécessaire pour vingt-quatre heures.

Chaque fois, d'ailleurs, que l'on constatera que le bouchon de caoutchouc porte à son centre la dépression que nous avons notée, on sera sûr qu'il ne s'est produit aucune fermentation qui ait pu y développer des gaz : le lait est donc resté inaltéré, qu'il ait été ou non stérilisé à domicile.

La stérilisation rend-elle le lait plus digestible?

L'expérimentation montre que le lait stérilisé donne un caillot plus fin que celui du lait cru et même bouilli. On pouvait donc être en droit d'en conclure à la plus facile digestibilité du lait stérilisé.

Les excellents résultats obtenus confirment cette manière de voir : les enfants digèrent très bien le lait stérilisé. Il faudra tenir compte de ce fait quand on l'administrera *coupé;* la quantité de liquide de coupage sera un peu inférieure à celle qui serait nécessaire pour une même quantité de lait cru ou bouilli.

Même M. le Dr Budin donne d'emblée aux nouveau-nés le lait stérilisé *pur :* « contrairement à l'usage, nous donnons aux nouveau-nés non pas du lait de vache coupé avec une plus ou moins grande quantité d'eau, mais du lait *pur*... Le lait stérilisé que boivent nos nouveau-nés est *pur*... » (1)

(1) Budin et Chavane, *France médicale*, 1893, p. 465.

Suivent les observations qui justifient cette manière de procéder.

### LAIT MATERNEL OU MATERNISÉ.

Si un progrès incontestable fut réalisé quand on donna aux enfants du lait de vache stérilisé, il n'en restait pas moins une grosse difficulté à résoudre : celle de la digestibilité du lait de vache, même stérilisé, par rapport à celui de femme, le lait de vache contenant deux fois plus de caséine. Que si on le coupe, on diminue la proportion de caséine, il est vrai, mais aussi celle du sucre de lait qui est déjà en moins grande quantité dans le lait de vache que dans celui de femme, et on enlève en même temps une certaine partie de matières grasses.

Cette difficile question de la diminution de la caséine du lait de vache destiné à l'enfant, pour l'égaler à la caséine du lait de femme, tout en respectant les proportions des autres matières constitutives, paraît avoir été très heureusement résolue par le professeur Gœrtner, de Vienne. Son procédé consiste essentiellement dans l'emploi de la force centrifuge pour séparer mécaniquement l'excès de caséine. L'*appareil centrifuge* se compose d'un « tambour », sorte de réservoir, de marmite d'acier ou d'étain pur, qui tourne sur son axe avec une vitesse de 8 000 tours par minute. Dans le tambour coule un courant continu de lait, additionné d'eau à parties égales. Pendant la rotation les globules de graisse étant plus légers s'accumuleront autour de l'axe au centre, et l'eau chargée d'une partie de la caséine ira à la périphérie : d'où un lait *gras* au centre et *maigre* et aqueux tout autour. On peut alors à l'aide d'un mécanisme, d'un système de soupapes et de robinets, trop techniques pour trouver leur place ici, recueillir, soutirer le lait chargé de caséine exactement dans les proportions voulues.

Le résultat de cette opération est un produit qui a la même composition que le lait de femme, pour sa teneur en graisse et en caséine. L'analyse donne les chiffres suivants :

| | | |
|---|---|---|
| Caséine | 22 | grammes. |
| Lactose | 60 | — |
| Graisse | 31 | — |
| Sels | 3 | — |

Pour un litre (1).

C'est donc un lait naturel, car l'eau ajoutée en est séparée par le centrifuge ; c'est un lait *décaséiné* que M. le Dr Boissard a expérimenté

(1) *Revue de Thérapeutique*, 1895, n° 24 (Dr Marfan).

sous le nom de *lait maternisé* (1). Il se présente sous la forme d'un liquide un peu opalescent ou lactescent, d'une densité inférieure à celle du lait de vache ; il renferme une quantité de petits grumeaux ou flocons ténus qui, se divisant en agitant la bouteille, donnent au liquide un aspect plus homogène ; son aspect rappelle celui de femme qu'on a laissé reposer en assez grande quantité dans un verre ; son goût est frais et analogue à celui du bon lait de vache, mais il est moins velouté, puisqu'il est plus pauvre en éléments solides, sucre et caséine. Aussi ajoute-t-on au lait maternisé une certaine quantité de sucre de lait, avant l'embouteillage.

Il doit être donné sans coupage, sans mélange, ce qui est une supériorité incontestable, et chauffé pendant 3 à 4 minutes au bain-marie à 40°.

Les expériences de M. Boissard ont été faites à l'asile municipal Ledru-Rollin, et à la maternité de l'Hôtel-Dieu ; les résultats obtenus par l'usage de ce lait confirment ceux rapportés par Gœrtner et Escherich (de Vienne) : augmentation régulière et quotidienne du poids des enfants ; régularité et bon fonctionnement de la digestion ; selles sans fétidité, ne renfermant pas de grumeaux de

(1) *France médicale*, 1895, n° 33. *Le lait maternel ou maternisé*, par A. Boissard, accoucheur des hôpitaux de Paris.

caséine non digérée ; pas de diarrhée verte, et point important, pas de constipation comme on l'observe parfois lorsque les enfants sont alimentés avec du lait stérilisé.

La parfaite digestibilité du lait *maternisé* a suggéré à M. Boissard l'idée d'y avoir recours chez les enfants en état de faiblesse congénitale, les prématurés, les athrepsiés.

Les fait observés ont si bien répondu à son attente que M. Boissard a supprimé l'emploi du lait d'ânesse, qu'il donnait jusqu'alors dans ces cas, pour le remplacer par le lait maternisé. Ce serait là une véritable conquête, vu la difficulté de se procurer du lait d'ânesse, son prix très élevé, etc.

# CHAPITRE III

## ADMINISTRATION DU LAIT.

### COUPAGE.

Le lait de vache est trop riche en caséine, avons-nous dit, et, partant, d'une digestion difficile. De tous les moyens suggérés par l'idée de rendre ce lait plus digestible, le plus simple et le plus communément employé est le *coupage*. La proportion d'eau ajoutée est calculée de manière à se rapprocher le plus possible de la composition du lait de femme, et progressivement diminuée à mesure que l'enfant grandit. Le lait sera ainsi plus léger, plus facilement assimilable. En un mot, donc, il faut le couper.

*Le lait doit être coupé* (Tarnier, *loc. cit.*).

Le meilleur liquide de coupage est l'eau tout simplement, très pure, préalablement filtrée et bouillie. Les décoctions de gruau ou d'orge, dont on abuse un peu, ont l'inconvénient de s'altérer très vite. Elles aigrissent le lait et provoquent la diarrhée : si donc, dans certains cas, on doit user de ces décoctions, on les préparera toujours au moment du besoin, pour chaque biberon, chaque tétée, et non pour vingt-quatre heures. Le professeur Parrot, dans ses remarquables travaux sur l'athrepsie, avait attiré l'attention sur l'action nuisible des décoctions féculentes, à cause de leur altérabilité si rapide. Aussi est-il partisan du lait pur. Mais peut-être cette opinion est-elle trop absolue. On peut retirer de grands bénéfices de la décoction de céréales dans l'alimentation de la première enfance, à condition, il est vrai, de prendre de sérieuses précautions, qui peut-être n'étaient pas rigoureusement observées dans les observations qui lui étaient soumises.

On commencera par l'addition de moitié d'eau jusqu'à deux mois, puis d'un tiers jusqu'à quatre ou cinq mois et on diminuera peu à peu suivant la tolérance de l'estomac, la santé et le développement de l'enfant, son appétit, etc., jusqu'à ce qu'on puisse donner le lait pur (vers six mois). *Le tube digestif est le vrai réactif du lait.*

Le mélange sera effectué au moment du besoin. L'eau sera chauffée et mélangée au lait qu'elle amènera ainsi à la température convenable; la quantité en sera mesurée exactement, le reste du mélange, après le repas de l'enfant, devant être jeté.

On donnera le lait tiédi au bain-marie, à la température de 37° environ, ou amené à cette température par le liquide de coupage qu'on lui mélangera. C'est la température de la femme, de l'enfant, et de la vache.

On sucrera un peu : 5 grammes (une bonne pointe de couteau) de sucre de lait ou de sucre en poudre pour une demi-timbale (80 à 100 gr., soit 5 à 6 cuillerées).

On peut aussi employer l'eau sucrée : 50 grammes par litre, de sucre ordinaire ou mieux de sucre de lait.

Le tableau suivant montre les proportions d'eau sucrée et de lait pour les premiers mois.

| AGE | LAIT | EAU SUCRÉE |
|---|---|---|
| Première semaine | 1 partie. | 3 parties. |
| Jusqu'à un mois | 1 — | 2 — |
| Deuxième mois | 1 — | 1 — |
| Troisième et quatrième mois. | 2 — | 1 — |
| Cinquième mois | 3 — | 1 — |
| Sixième mois | Lait pur. | Lait pur. |

En général, l'enfant supporte bien ce régime alimentaire, et son estomac, grâce aux repas faits avec le lait de la nourrice, conserve une vigueur suffisante pour digérer le lait d'animal.

Enfin si l'estomac de l'enfant, habitué à digérer le lait de femme, refuse ou accepte difficilement le lait nouveau qu'on lui offre, s'il y a rejet de caillots plus ou moins volumineux, acides, indigérés, on alcalinisera le lait. On ajoutera par biberon ou tasse une petite cuillerée à café d'eau de chaux, ou d'eau de Vichy ou de Vals. On pourra aussi donner l'eau alcaline pure, dans les mêmes proportions, au moment du repas. L'eau de chaux ne sera donnée que deux ou trois fois par jour. Nous préférons, dans notre pratique personnelle, donner une cuillerée à café d'eau de Vichy ou Vals, pure, cinq à dix minutes avant l'ingestion du lait.

## DOSAGE.

En résumé, chaque fois que l'on donnera à l'enfant une certaine quantité de lait étranger, ce sera pour remplacer une tétée. Il faudra, par conséquent, mesurer le degré de coupage du lait, et la quantité du mélange à donner, à l'âge de l'enfant, à sa force, et surtout à son poids.

Il sera donc indispensable de peser fréquemment l'enfant pour avoir la certitude rigoureuse, *mathématique*, que l'enfant est *bien nourri*, qu'il *profite bien*, ce qui sera indiqué par l'accroissement progressif, régulier, et relativement normal, de son poids.

On sera ainsi amené peu à peu à augmenter sans crainte, et au grand bénéfice du nourrisson et de la nourrice, la quantité de lait, et la diminution progressive du liquide de coupage.

Prenons pour exemple un enfant pesant à sa naissance 3 kil. à 3 kil. 500 gr. Cet enfant devra augmenter d'environ 600 à 700 gr. par mois pendant les quatre premiers mois, puis de 500 à 400, les quatre mois suivants, et de 400 à 200 gr. les quatre derniers mois de sa première année; ces augmentations et diminutions d'accroissement de poids se faisant progressivement.

En d'autres termes, un enfant de 3 kilos doit gagner 25 grammes par jour pendant le premier mois, 23 à 22 dans le deuxième et le troisième, 20 dans le quatrième, 18 dans le cinquième, et ainsi de suite en diminuant de 2 grammes par jour, tous les mois, jusqu'au vingt-quatrième mois, où il devra pendant les deux derniers mois de sa deuxième année, gagner 5 à 6 grammes par jour.

Le nouveau-né diminue de poids pendant deux ou trois jours; au septième jour il a regagné son poids initial, et vers le dixième jour le dépasse de près de 100 grammes (Budin).

Les enfants dormeurs, pendant la première semaine ne se nourrissent pas assez et diminuent de poids ; il faut les surveiller ; d'où la nécessité de peser les enfants fréquemment, au moins dans les premiers temps.

Le nombre de tétées nécessaire étant de dix par vingt-quatre heures dans le premier mois, et de six à huit jusqu'au sevrage, on pourra remplacer un certain nombre de tétées par un nombre égal de repas supplémentaires constitués par le lait de vache (plus ou moins coupé, ainsi qu'il a été dit).

Les chiffres que nous allons donner ne sont évidemment qu'une *moyenne* applicable à un enfant dans les conditions de poids précitées. Il est facile de les modifier, en suivant les mêmes proportions.

De deux à six semaines, on donnera alternativement avec les tétées, deux, trois ou quatre biberons (petits pots, tasses, etc.) de 80 à 100 grammes de lait coupé aux deux tiers (chauffé, sucré, etc.), comme il a été expliqué plus haut, soit 30 grammes de lait et deux fois plus de liquide de coupage, ou deux cuillerées de lait et quatre de liquide de coupage.

De six semaines à trois mois, les repas seront

de 110 à 130 ou 150 grammes de lait coupé par moitié, soit à cinq ou six cuillerées de lait autant d'eau.

De trois à six mois, trois ou quatre repas de 150 à 175 grammes de lait coupé au tiers, soit 100 à 125 grammes de lait et 50 à 60 grammes d'eau.

A six mois, le lait pourra généralement être donné pur (trois repas de 150 à 200 grammes).

Il est bien compris que ces doses constituent seulement la moitié environ de la dose totale du lait nécessaire à la nourriture quotidienne de l'enfant.

Si l'enfant était allaité *artificiellement*, c'est-à-dire sans le secours du sein, il faudrait doubler le nombre des repas indiqués ci-dessus, avec les mêmes doses pour chacun.

On alternera naturellement, s'il est possible, avec les tétées, soit par exemple un biberon le matin, un dans l'après-midi, et un en endormant définitivement l'enfant pour la nuit, vers huit heures du soir.

Si l'enfant a des habitudes à peu près fixes de sommeil pendant le jour, on donnera son repas avant qu'il s'endorme. La digestion s'en accomplira mieux, et le sommeil en sera meilleur.

La nuit, selon les circonstances, l'enfant aura

un biberon et une tétée, ou deux biberons ou deux tétées, dans le cas où la mère, absente pendant le jour, ne pourrait donner le sein que le soir, la nuit et le matin.

A partir de l'âge de dix mois environ, on pourra, si l'enfant a pris l'habitude de bien se nourrir pendant le jour, le priver de lait pendant la nuit. Il suffit de tromper sa soif avec une ou deux cuillerées d'eau pure. Bientôt il prendra l'habitude de ne rien demander la nuit, ce qu'on lui offre ne le satisfaisant pas, et il dormira paisiblement, et les parents aussi.

Il ne faut pas croire qu'il soit indispensable, pour assurer le sommeil de l'enfant, de le gorger de lait ou d'eau sucrée. C'est là une mauvaise pratique.

## DIVERS MODES D'ADMINISTRATION DU LAIT. — PETIT POT. — TIMBALE. — NOUET. — BIBERON.

Le petit pot, la timbale, tasse, etc., ont joui longtemps et jouissent encore, dans certaines contrées, d'une certaine faveur.

Ce mode de nourriture consiste simplement à faire boire l'enfant comme une grande personne à même la tasse. On a objecté que de cette façon l'enfant n'exerçait pas les muscles de ses joues comme dans l'acte de téter, dans la succion. Cette vue n'est-elle pas purement théorique? Nous avons vu le *petit pot* employé en province, et dans certaines familles de Paris, et nous n'avons jamais constaté d'inconvénient. Les avantages sont une propreté indiscutablement facile à obtenir, et la nécessité où est la nourrice de s'occuper elle-même de l'enfant au lieu de l'abandonner avec un nouet ou un biberon.

Le professeur Tarnier est très partisan de la tasse, ayant horreur du biberon. Il affirme que c'est une habitude assez facile à faire prendre à l'enfant, que de boire à la tasse et à la cuiller, et que l'enfant s'y accoutume très bien. (*Bulletin de l'Académie de médecine*, 1882.)

Notre opinion personnelle est que cette assertion est absolument exacte. Nous avons souvent conseillé avec succès ce mode d'administration du lait. Cependant une objection d'une certaine importance peut être faite : au moment de l'éruption des dents, les gencives sont parfois enflammées et très sensibles, et le choc ou la pression d'un corps dur comme une tasse ou une cuiller est pénible et douloureux. Il sera nécessaire alors de redoubler de précautions.

*Nouet.* — Au contraire, nous proscrivons impitoyablement le nouet. Le nouet consiste dans une pâte faite de biscotte pilée, sucrée, et de lait ou d'eau, renfermée dans un linge en forme de tampon, de la grosseur d'une petite noix. On introduit ce tampon dans la bouche de l'enfant, qui suce à travers le linge le mélange susdit. Les joues, après un certain temps, se dilatent outre mesure, et, inconvénient plus grave, il est fréquent de voir le nouet, entrant en fermentation, provoquer dans la bouche une inflammation parasitaire, l'apparition du muguet, qui peut devenir funeste, par la propagation de l'infection bacillaire au tube digestif.

*Biberon.* — Le biberon a l'avantage d'une ingestion lente et régulière qui rappelle l'allaitement naturel, d'un séjour du lait de quelque durée dans la bouche, et d'une succion qui favorisent l'insalivation.

Les biberons les plus simples sont les meilleurs. Avant tout il faut défendre absolument l'emploi des biberons à long tube, dont la propreté réelle est impossible à obtenir, où le lait s'aigrit et s'altère, et qui devient un foyer permanent et excellent de culture microbienne.

Les perfectionnements nombreux dont les biberons ont été l'objet depuis quelques années, leur construction simplifiée, et par suite la facilité qu'ils offrent d'être facilement et absolument nettoyés, aseptiquement, permettent d'en autoriser l'usage.

Le biberon sera démonté, lavé à l'eau bouillie et brossé à l'aide d'une brosse spéciale chaque fois que l'enfant aura bu. Il restera plongé dans l'eau, ainsi que tous les accessoires, tétine, rondelle, brosse, etc. Cette eau sera additionnée avec avantage de quelques cristaux de carbonate de soude. Elle sera très pure et sera renouvelée, bien entendu chaque fois qu'elle aura servi au nettoyage du biberon.

Avant de recharger le biberon, on le rincera de nouveau avec de l'eau bouillie. Il est bon d'avoir deux biberons qui servent alternativement.

Le biberon le meilleur est, avons-nous dit, le plus simple. Une bouteille de verre blanc munie d'une tétine ou mieux du galactophore du Dr Budin sera préférable à tout.

Ce galactophore est une sorte de tétine qui contient deux tubes accolés, un pour le passage du lait, et un autre, beaucoup plus mince, presque filiforme, pour l'air. L'air entrant lentement dans le flacon, le lait vient régulièrement dans la bouche du bébé, condition qui rappelle l'allaitement au sein.

# CHAPITRE IV

## NOURRITURE COMPLÉMENTAIRE DEPUIS L'AGE DE SIX MOIS JUSQU'AU SEVRAGE.

> Les enfants qui mangent durant qu'ils tettent seront sevrés avec moins de peine. (HIPPOCRATE.)

Au début de la vie le lait remplit les indications nécessaires, avons-nous dit, et indispensables à la nutrition, au développement du jeune être. Mais le régime lacté exclusif ne tarde pas à être insuffisant. A un certain âge l'organisme de l'enfant doit trouver dans des aliments nouveaux, carnés et végétaux, les éléments constitutifs et nécessaires d'une croissance normale. Jusqu'au sevrage ces aliments seront exclusivement végétaux (farines, bouillies, panades), le lait restant bien entendu la base, le principe essentiel de l'alimentation du nourrisson; c'est d'ailleurs le véhicule qui doit toujours être employé dans la confection des petits mets susdits.

C'est vers l'âge de six à sept mois (1) environ qu'il est prudent et nécessaire de commencer l'alimentation rationnelle, d'introduire dans le régime de l'enfant autre chose que le lait de la nourrice et le lait de vache qui aura pu être donné en supplément.

Il peut en effet se présenter des circonstances où un sevrage prématuré sera imposé : grossesse nouvelle, cessation absolue de la sécrétion lactée, etc., ou bien les parents veulent, par une alimentation plus substantielle, accroître la force et la vigueur du nourrisson et favoriser son développement physique ; enfin, et c'est là le but capital, celui que nous cherchons à atteindre, en habituant ainsi l'enfant à d'autres aliments que le lait, on évitera les difficultés du Sevrage.

Mais comme cette nourriture nouvelle, complémentaire, doit être réglée, observée, soigneusement dirigée ! Il n'est malheureusement que trop fréquent de constater les inconvénients des écarts d'un régime mal ordonné, généralement trop

(1) *Congrès de la protection de l'enfance, à Bordeaux.* Août 1895, article 3. — Jusqu'après le sixième mois l'alimentation doit être absolument liquide et ne consister qu'en lait de femme ou de vache.

De six mois à un an on peut, à un moment variable, suivant l'état de santé de l'enfant, faire usage de substances farineuses (farines, panades légères, etc.), préparées autant que possible au lait.

abondant ou trop nourrissant. Il est assez délicat de bien proportionner la quantité et la qualité de ces aliments nouveaux aux facultés digestives de l'enfant.

Les diarrhées, les coliques, les vomissements peuvent être la conséquence d'un lait pauvre ou mauvais, il est vrai, mais aussi d'une alimentation trop riche ou trop copieuse. Si les accidents n'éclatent pas du côté du tube digestif, c'est à la peau que peuvent apparaître les signes de ce régime mal organisé ou mal compris. Les gourmes, l'impétigo, l'eczéma sont fréquemment occasionnés par cette surabondance d'alimentation. Qu'on mette le petit malade à un régime plus doux, et la guérison, dans la grande majorité des cas, surviendra rapidement.

Si ces phénomènes morbides coïncident avec la sortie des dents, de plus grands malheurs peuvent être à redouter (convulsions, etc.).

Dans le cours du septième mois, donc, on commencera à donner au repas de midi (de 10 heures à midi), une bouillie claire faite avec l'une ou l'autre des farines ou fécules suivantes : arrowroot, farine de froment (bouillie), crème de riz, d'orge, gruau d'avoine, de maïs, céréalose, etc.

## BOUILLIES : PROPORTIONS, CUISSON, ETC.

En général, la quantité de la farine choisie sera d'une cuillerée à dessert ou à bouche délayée dans une cuillerée d'eau froide pour éviter les grumeaux, qu'on jette dans un poêlon, une petite casserole, contenant cinq à six cuillerées à bouche de lait bouillant.

On peut aussi délayer la farine, et ajouter en tournant et peu à peu le lait froid.

La cuisson durera 8 à 10 minutes à feu modéré. On retirera du feu quand la bouillie commencera à épaissir, après 5 à 6 minutes d'ébullition par conséquent; si l'on attendait plus longtemps, on obtiendrait une bouillie trop épaisse, car lorsque la bouillie est dans l'assiette, elle épaissit rapidement en refroidissant.

Il est bon, surtout dans les premiers temps, de regarder l'heure en mettant le poêlon sur le feu, car on ne saurait croire combien sont longues les 10 minutes employées à tourner la bouillie ! Et l'on aurait tendance à ne pas la faire cuire suffisamment.

On sucrera avec une bonne pointe de couteau de sucre en poudre ou un quart de morceau.

La bouillie ainsi obtenue doit être de la consistance d'une crème liquide, sans grumeaux, et remplir le fond d'une soucoupe ordinaire.

On tâtera le goût, la susceptibilité digestive de l'enfant en présentant telle ou telle des préparations dont on aura fait choix. On pourra changer de temps en temps suivant la constitution ou l'état de santé actuel de l'enfant.

Les tempéraments délicats, avec tendance à la diarrhée, se trouveront bien de l'arrow-root, de la crème de riz ou d'orge, de la farine de maïs, de la farine de céréales ou céréalose.

L'*arrow-root* convient surtout au début de l'alimentation des tout jeunes enfants, ou bien lorsque l'enfant, plus âgé, a l'estomac susceptible et délicat. C'est un aliment léger, qui rend de bons services pour épaissir le lait ou le bouillon dégraissé, et donne des bouillies agréables et faciles à digérer. On délaye à froid une cuillerée à dessert d'arrow-root dans 1 à 2 cuillerées d'eau, puis on jette la gelée ainsi obtenue dans un peu de lait bouillant (5 cuill. à peu près). On fait bouillir, en remuant, pendant 10 minutes.

Le lait sera remplacé par le bouillon dans le cas spécial où l'enfant ne tolérerait pas d'autre lait que celui de la nourrice.

La *céréalose*, la *farine de maïs*, la *fécule* (*crème*) *de riz*, se délayent à froid, puis sont versées dans le lait bouillant. Dix minutes de cuisson sont nécessaires.

La farine de maïs est une des plus nourrissantes, mais son goût ne plaît pas à tous les enfants. Elle a la première place parmi les substances amylacées pour les matières grasses qu'elle contient et le second pour l'amidon, le riz étant au premier.

Le riz contient plus d'amidon que le blé, mais bien moins de substances azotées. Il joue un grand rôle dans l'alimentation des enfants, et à juste titre. C'est un aliment sain qui se prête à la préparation d'un grand nombre de mets légers et agréables.

Le produit de sa mouture est la fécule de riz, qui sert à préparer d'excellentes bouillies pendant la première enfance.

Dans le cas de tendance à la constipation, d'échauffement, on donnera avec avantage les bouillies à la *farine d'avoine*, ou à la *crème d'orge*. C'est une farine fine préparée avec l'orge perlée. On peut la préparer au bouillon (potage velouté), au lait ou à l'eau et au beurre. Elle jouit de propriétés digestives et rafraîchissantes. Délayer à froid, verser dans le liquide bouillant, et remuer. Cinq à dix minutes de cuisson.

La *farine d'avoine* est destinée à faire des bouillies au lait. Lorsque cette farine est fraîchement moulue, elle constitue une nourriture agréable et rafraîchissante, bonne à donner de temps en temps, mais dont l'usage ne doit pas être trop prolongé, car elle est un peu excitante. Elle a malheureusement l'inconvénient de ne pas se conserver longtemps et de prendre vite un goût de rance dû à l'altération de la matière grasse qu'elle renferme. Délayer la quantité voulue dans un peu d'eau froide pour éviter les grumeaux, verser dans le lait bouillant et faire bouillir cinq minutes. On obtient une bouillie d'une consistance de gelée molle.

C'est une des farines qui contiennent le plus de fer, de sels et de phosphates.

Enfin la farine de gruau de blé sert à faire la *bouillie*, qui a joui longtemps de la faveur universelle et est encore d'un usage très répandu.

Et cependant, dans la bouillie, la farine est moins cuite que dans le pain, et, de plus, elle n'a pas fermenté : elle est donc moins digestive. — Il est préférable de faire préalablement griller la farine, soit dans le four du boulanger, soit sur une plaque de tôle. On fait de cette farine ainsi torréfiée, jaunie, des potages très sains et très agréables.

Pour faire une bouillie, il faut verser une petite quantité de farine (une cuillerée à dessert environ), dans un peu d'eau ou de lait froid, la délayer soigneusement, puis ajouter le reste du lait (5 à 6 cuillerées à bouche environ). On fait cuire pendant 10 minutes en remuant continuellement. La bouillie doit avoir la consistance d'une crème liquide et être un peu sucrée. (La plupart du temps elle est trop épaisse et pas assez cuite.) On ne doit jamais la réchauffer. Elle doit toujours être préparée au moment du repas. Mais il faut la donner avec prudence et à un certain âge : à huit ou dix mois au moins. La bouillie donnée aux trop jeunes nourrissons n'est pas tolérée par leur estomac qui ne peut la digérer : d'où les vomissements, diarrhée, etc., qui occasionnent les fréquentes maladies de l'appareil digestif des petits enfants soumis à ce régime.

Nous donnerions volontiers à la panade le pas sur la bouillie, bien entendu à la panade légère, passée, bien cuite. Voici comment nous en recommandons la façon :

On met dans une casserole un petit croûton de pain rassis, de la valeur du quart d'un petit pain environ. Verser de l'eau froide de manière à bien imbiber le pain. Puis sans exprimer le pain, ajouter 100 à 150 grammes (une petite timbale) de lait ou d'eau, ou moitié lait et eau, saler, et laisser cuire un quart d'heure au moins, à feu doux. Passer, ajouter un peu de bon beurre frais. On obtient ainsi une sorte crème assez épaisse, de très bon goût, dont on donnera 5 à 10 cuillerées au petit repas du matin (à partir de dix à douze mois).

On prépare également la panade avec les biscottes de Bruxelles (pain grillé). Une biscotte pour un verre d'eau légèrement salée, et après un bon quart d'heure de cuisson, ajouter un peu de beurre frais. Si l'âge de l'enfant le permet, dix à douze mois au moins, on ajoute un jaune d'œuf.

Lorsqu'on emploie la biscotte pour préparer l'*eau panée* on augmente la proportion d'eau sans mettre de sel, on laisse cuire plus longtemps, et l'on passe à travers un linge fin ou une passoire fine.

Si l'enfant digère bien, à mesure qu'il avancera en âge on augmentera la quantité des potages. Puis on ajoute un jaune d'œuf, ou même on lui donne un œuf à la coque peu cuit, et les panades ou potages seront plus consistants ; on emploie alors avec avantage le tapioca, la semoule, le cacao, le racahout, la céréalose, préparés au lait ou au bouillon dégraissé.

La céréalose mélangée d'une petite partie de racahout, donne une bouillie agréable au goût, d'une digestion facile, très bien acceptée par les petits enfants, et qui offre le précieux avantage de réunir les principes nutritifs des féculents aux substances azotées et aux sels phosphatés si précieux de la céréalose, avec le goût chocolaté du racahout.

Le racahout est un mélange de plusieurs farines, salep, cacao, glands doux torréfiés, fécule de riz et de pommes de terre, sucre, vanille, etc.

Le sagou, le tapioca, le salep, sont des fécules légères et nourrissantes. Leur facile dissolution dans le lait ou le bouillon les fait volontiers employer dans les premières bouillies des enfants.

Deux fruits féculents doivent être cités pour leur rôle dans l'alimentation des enfants : la châtaigne ou marron, et le gland doux comestible (Dr Périer) (1).

La châtaigne supplée les céréales dans certaines provinces où les petits enfants en mangent de bonne heure, presque dès la naissance. La fécule de châtaignes ou de marrons est assez digestible quand une cuisson suffisante dans l'eau ou le rôtissage y ont développé un commencement de saccharification.

Les glands doux comestibles, d'Espagne ou d'Asie, préparés d'une certaine façon et torréfiés avec partie égale de racine de fougère séchée, puis parfumés avec des clous de girofle et de la

(1) *Guide des mères.*

feuille de menthe, constituent une sorte de café noir que l'on prépare comme du café ordinaire. C'est un aliment excellent qui a son indication dans les diarrhées du sevrage. Le Dr Périer le donne souvent après les repas de midi, en hiver, à certains enfants qui sont de véritables *fagots froids*, comme les appelait Mme de Sévigné, et qu'il faut réchauffer sans les exciter, et aussi chez les petits convalescents.

Les glands doux entrent dans la composition du racahout des Arabes, qu'il est économique de préparer chez soi. Voici la formule de Dorvault :

| | | |
|---|---|---|
| Salep pulvérisé.............. | 15 | grammes. |
| Cacao — .............. | 60 | — |
| Glands doux torréfiés...... .. | 60 | — |
| Fécule de pomme de terre... | 45 | — |
| — de riz........ ....... | 60 | — |
| Sucre blanc................. | 250 | — |
| Vanille..................... | 50 | centigr. |

Mêlez avec soin toutes ces substances finement pulvérisées.

On peut d'ailleurs faire soi-même son racahout d'après son goût propre, en augmentant, diminuant ou supprimant certaines des fécules, le salep, les glands doux, etc.

L'important est d'avoir des produits de premier choix.

A propos du cacao, je dirai que l'usage s'en est un peu trop répandu dans l'alimentation de la première enfance. C'est un aliment dont la graisse (beurre de cacao) forme la moitié du poids, et qui contient en outre 12 p. 100 de matières albuminoïdes. Le cacao est donc trop nourrissant, d'une digestibilité pénible pour le petit enfant. Aussi doit-il entrer dans des proportions modestes dans la composition du racahout, duquel il convient de ne pas donner trop et trop souvent aux enfants.

Enfin, il existe un grand nombre de produits alimentaires spécialisés destinés aux enfants, les Farines lactées, maltées, chocolatées, etc., qui sont, comme leur nom l'indique, des mélanges de farines avec du lait concentré, ou de l'orge germée (malt) ou du cacao et du sucre; la farine de céréales ou céréalose, qui contient les sels minéralisateurs extraits des céréales à l'aide de la décoction.

On sait que les céréales (blé, orge, avoine), renferment dans les enveloppes extérieures du grain, dans le *son*, des sels minéraux extraits du sol par la plante elle-même : chaux, potasse, acide phosphorique, etc. Ces végétaux fournissent donc un aliment puissamment phosphoré et minéralisateur. « Le blé, dit Michelet, est une nourriture substantielle, quoiqu'il ne donne pas, comme la viande, l'énergie du moment. Ce blé, au fond, c'est du silex qui s'infiltre dans la plante en fleur et lui donne une consistance, une durée singulière d'alimentation.

« La France, qu'on le sache bien, est nourrie de caillou. Ce régime lui donne par moments l'étincelle, et dans les os une grande force de résistance (1). »

Aussi quelle importance capitale possède sur l'organisme, pour la formation des os, l'absorption des phosphates ! D'où l'administration à nombre d'enfants, d'adolescents, de malades, dans l'espérance de leur fortifier les os, ou de les reconstituer, de médicaments de toute sorte, vins, élixirs, sirops phosphatés.

Mais, hélas ! cette médication n'est le plus souvent qu'un leurre ! Ces phosphates thérapeutiques ne sont nullement digérés, assimilés ; ils traversent le tube digestif comme de simples corps étrangers, et peuvent être retrouvés *à la sortie*, en égale quantité, et nullement altérés dans leur constitution chimique. Ils n'ont donc servi à rien !

Les seuls phosphates assimilables sont extraits

(1) J. Michelet, *Histoire du XIX<sup>e</sup> siècle*, t. III, p. XV.

des végétaux. Les céréales notamment en contiennent, avons-nous dit, une quantité considérable dans l'enveloppe du grain. Mais malheureusement la farine qui est employée à faire le pain ne contient pas ces enveloppes que la mouture rejette sous le nom de *son*. Aussi, notre pain blanc, très agréable au goût, très flatteur à l'œil, ne contient pas les précieux phosphates. Ces sels, qui sont la base de nos os et de nos tissus, sont donc ainsi rejetés de notre alimentation!

Cela est évidemment très fâcheux, et nous n'oserions pas taxer d'exagérées les terribles réflexions du professeur W. H. de Newth, qui attribue à ce manque de phosphates naturels dans le pain, la lamentable série des maladies du tissu osseux chez les enfants (1).

Mais comment introduire dans l'alimentation des enfants, les sels phosphatés contenus dans les enveloppes des céréales? Le pain fait avec le

( ) « ... les jeunes enfants ont été nourris à l'aide de farine dont le *phosphate de chaux*, la base essentielle des os, se trouve exclu : d'où la multiplicité des maladies des os chez les enfants : déviation de la colonne vertébrale, jambes torses, coxalgies, dentition exécrable. Le suc gastrique privé d'acide phosphorique pour la même raison est au-dessous de sa tâche, d'où le délabrement de l'estomac. On y remédie en infligeant à ce pauvre estomac toutes sortes de sirops, vins, élixirs, de préparations pharmaceutiques qu'il élimine sans les absorber, et qui le laissent, après leur passage, dans un état de fatigue extrême. » *In American Miller*.

son est absolument indigeste; il doit être rejeté de l'alimentation, surtout à l'âge qui nous occupe.

La décoction de céréales paraît avoir réalisé ce desideratum. C'est un fait d'ailleurs bien connu, et depuis bien longtemps, que la décoction ou tisane d'orge, par exemple, n'est pas seulement de l'eau chaude, mais un *bouillon* de substances végétales et surtout *minéralisatrices*, de la plus grande importance dans le cours des maladies aiguës, ou l'alimentation des petits enfants.

Aussi, dans bien des pays encore, dans le nord et l'est de la France, notamment, supplée-t-on à l'insuffisance ou à la qualité médiocre du lait par l'administration aux enfants du premier âge, de la décoction de céréales.

On nourrit les enfants, depuis l'âge le plus tendre, dès que se manifestent les premiers symptômes de l'athrepsie, exclusivement avec la décoction de céréales pure ou coupée de lait.

En outre, au moment de la *dentition* et du *sevrage*, cette décoction rend les plus grands services et l'usage en est pendant longtemps continué : la *croissance* des enfants en est ainsi singulièrement facilitée.

Voici le *modus faciendi :*

Mettre une cuillerée à bouche de blé, d'orge et d'avoine dans un litre et quart d'eau, faire bouillir jusqu'à réduction à un litre, à feu doux, et passer. On obtient un liquide jaunâtre, d'odeur et de goût agréables, que l'on donne par petites portions à l'enfant. Ce liquide contient un mélange d'amidon, de gluten, de cellulose, d'albumine végétale, de dextrine, de matières grasses, d'une part, et d'autre part, *en solution*, des sels, des phosphates de chaux, de potasse et de soude.

Cette alimentation purement empirique a trouvé sa confirmation scientifique dans les belles expériences de M. Springer, faites à l'hôpital de la Charité, sur de jeunes enfants et de jeunes animaux, auquel cet auteur administrait au moment du *sevrage*, la décoction de céréales (1).

M. Springer, associant dans une action commune la plupart des cérales, a établi par une série d'études cliniques et expérimentales poursuivies pendant plusieurs années, l'action des céréales sur l'organisme, sur la *croissance* en particulier.

Les expériences prolongées sur de jeunes animaux et des enfants au moment du *sevrage* démontrent nettement l'action spéciale et élective des sels *en solution* dans la décoction de céréales, sur le système osseux.

« L'acide phosphorique, la chaux, la potasse

(1) Dr Springer, *Semaine médicale*, août 1894.

empruntés au règne minéral sont inutiles et inefficaces. Puisées dans le règne végétal, incorporées dans les céréales, ces mêmes substances ont une action manifeste et prépondérante sur le développement du système osseux, du tissu musculaire et sur la nutrition de l'organisme en général » (Dr Springer).

En résumé donc, en administrant aux nourrissons et aux jeunes enfants, aux adolescents, en un mot à tout être *en état de croissance*, la décoction de céréales, on ajoute à leur nourriture des phosphates, de la chaux, et de la potasse véritablement assimilables et utiles.

Malheureusement, l'administration régulière, quotidienne, de la décoction de céréales est pour ainsi dire impossible pratiquement : d'abord, il est bien difficile de faire ingérer à un petit enfant une quantité relativement considérable de liquide, et ce point a une grande importance. En second lieu, le mode de préparation est long et délicat : ébullition prolongée (une heure environ). Passer et conserver au frais, avec souvent, surtout en été, la surprise désagréable de l'altération, de la fermentation du produit. Recommencer chaque jour, etc.

La Céréalose, sous la forme farineuse habituelle et commode des préparations alimentaires destinées à faire les bouillies des petits enfants, semble pouvoir ainsi remédier aux inconvénients de la décoction, et en conserver les avantages, grâce à sa teneur en sels phosphatés extraits de cette décoction.

### DU BOUILLON.

Il est des enfants qui pendant l'allaitement ne veulent prendre aucun autre aliment où ils retrouvent le goût du lait étranger, ou même du lait pur simplement. Ils ne consentent à ingérer leurs bouillies qu'accommodées au bouillon. Or, en général, le bouillon, il faut bien le savoir, ne convient que plus tard aux enfants, après le sevrage.

Dans certains cas, cependant, c'est un aliment précieux, bien que peu nourrissant, contrairement à l'opinion généralement admise : il ne contient guère que 16 grammes de principes nutritifs par litre. En effet, dit le professeur Bunge (1), la seule matière extraite de la viande, du muscle, est la matière gélatineuse en quantité minime. Au point de vue des sels, une assiette de bouillon contient 0,50 centigrammes de potasse, autant qu'une

(1) Bunge, *Chimie biologique*. Bâle, 1891.

petite pomme de terre. L'action excitante de l'extrait de viande, du bouillon, est nulle.

Mais il exerce une action bienfaisante sur les nerfs du goût et de l'odorat ; c'est donc un stimulant puissant de l'appétit ; ce fait suffit amplement pour expliquer les effets rafraîchissants, vivifiants et fortifiants du bouillon.

« Il (le bouillon) représente le meilleur des *peptogènes*, c'est-à-dire le tonique par excellence de l'estomac (1). »

Il communique une saveur et un arome des plus agréables à des substances plus ou moins sapides par elles-mêmes (arrow-root, tapioca, semoule, sagou, céréalose), et il en développe les propriétés nutritives tout en facilitant la digestion.

## RECOMMANDATIONS GÉNÉRALES.

Ces divers aliments seront donnés avec prudence et alternativement : l'estomac et le goût de l'enfant devant être consultés dans leur choix et leur administration.

On mettra beaucoup de soin et d'attention dans le degré de cuisson et la préparation : toute soupe mal délayée, formant des grumeaux, ou brûlée,

(1) Dr A. Robin, *Traité de Thérapeutique appliquée*, p. 130.

ou insuffisamment cuite, étant non seulement désagréable au goût, mais mauvaise pour l'estomac susceptible de l'enfant.

Les soupes et bouillies doivent être préparées fraîches pour chaque repas, et avoir la consistance d'une gelée ou d'une crème. Tous les ustensiles seront d'une propreté irréprochable.

Nous avons conseillé de préférence le lait pour préparer les bouillies. Cependant, ainsi que nous l'avons dit, il se rencontre des enfants qui, pendant qu'ils sont nourris au sein, ne peuvent souffrir ni lait, ni aliment où il entre du lait.

Dans ce cas, on emploiera le bouillon de veau ou de poulet, ou de bœuf, bien dégraissé à froid, un peu chargé en carottes (professeur Fonssagrives). On fera également les soupes à l'eau et au beurre. On salera toujours les panades, et les bouillies au bouillon. Sucrer peu. On déshabituera ainsi l'enfant du sucre, s'il a été gâté sous ce rapport, et, de plus, on introduira dans son économie ce condiment si bienfaisant, si digestif, si indispensable à tout organisme animal, le sel.

Vers l'âge de 8 à 10 mois on commencera à lui faire sucer des croûtes de pain. Il n'en avalera que de petits fragments bien mâchés, amollis par la salive, et qui se digéreront bien. C'est de plus le meilleur *hochet* qui se puisse trouver pour lui *faire ses dents.*

Si l'enfant a soif, l'eau pure est la meilleure boisson. — Je recommande l'usage du vin, de l'eau rougie, même faiblement, avec la plus grande prudence. Quand je le peux, je le laisse absolument de côté non seulement jusqu'au sevrage, mais bien au delà, trois ans au moins. Je ne parle pas, bien entendu, de l'usage du vin dans le cas de faiblesse ou de maladie de l'enfant : c'est alors un des meilleurs réconfortants qu'on puisse lui donner.

# CHAPITRE V

## SEVRAGE.

L'époque du sevrage est, sans contredit, le moment le plus critique pour la vie de l'enfant. Toutes les statistiques, en effet, concordent pour démontrer qu'à cette époque la mortalité augmente considérablement parce que l'enfant passe sans transition naturelle de sa nourriture lactée à une alimentation trop substantielle pour laquelle ses aptitudes digestives ne sont pas suffisamment préparées (1).

Mais le sevrage, tel que nous l'avons préparé de longue main, dans ces bonnes conditions de nourriture régulière et suffisante, en suivant les progrès du développement de l'enfant, en observant scrupuleusement les règles générales que nous avons tracées, sera d'autant plus facilement supporté par l'enfant qu'il est mieux habitué à

(1) Dr Aubert, *Du sevrage*, 1884.

l'alimentation qui va désormais constituer principalement son régime nouveau. Le lait, d'ailleurs, mais non plus au sein, sera continué avec le plus grand bénéfice, le plus longtemps possible, en quantité variable selon l'âge, le goût, le pouvoir digestif de l'enfant.

Nous savons qu'il connaît, apprécie et digère bien ses divers aliments ; nous lui avons appris à manger, à mâcher ; nous avons donc toutes les chances pour que le sevrage se fasse sans que l'enfant pâtisse, sans qu'il paraisse s'en apercevoir.

Il est impossible de déterminer rigoureusement l'âge auquel doit avoir lieu le sevrage. Le sevrage, a dit le professeur Trousseau, ne saurait se faire en consultant l'almanach.

Le vrai critérium, c'est l'état de la dentition de l'enfant.

## LA DENTITION DOMINE LA QUESTION DU SEVRAGE.

*État de la dentition.*

On ne sèvrera *jamais* un enfant qui n'a pas de dents. S'il digère ses bouillies, il lui serait impossible de mâcher des aliments solides.

Il faut alors, en cas d'impossibilité de continuer l'allaitement, remplacer le lait de la nourrice par du lait d'animal (allaitement artificiel) : *l'enfant ne sait pas encore manger.*

Les accidents de la dentition sont trop connus et trop fréquents pour que je sois obligé, et ce n'est pas d'ailleurs le lieu, de les décrire longuement. Les rhumes, bronchites, diarrhées, et même les convulsions qui affectent les petits enfants pendant la sortie des dents, exigent, durant cette période, que l'allaitement et la nourriture habituelle soient continués. On ajouterait, dit Brochard, si l'on sevrait pendant que l'enfant fait des dents, aux dangers et aux souffrances de la dentition, les dangers et les souffrances du sevrage.

On choisira un moment de répit dans l'évolution des groupes de dents. Celles-ci sortent par groupes de deux ou de quatre. On ne sèvrera donc jamais quand l'enfant aura un nombre impair de dents.

S'il était possible, on attendrait la sortie des canines (œillères) qui se fait vers le 16ᵉ ou 18ᵉ mois. Mais dans la grande majorité des cas l'allaitement ne peut être prolongé jusque-là.

On peut favorablement choisir le moment de calme qui suivra la sortie des quatre premières petites molaires. L'enfant aura alors douze dents. Avant que se manifeste l'imminence de la sortie des canines, il y a généralement un assez long intervalle de repos pendant lequel l'appareil digestif s'accoutumera plus facilement à l'alimentation nouvelle qui lui est offerte.

## QUELQUES MOTS SUR LA DENTITION.

La première dentition se compose de vingt dents qu'on appelle *dents de lait.* L'éruption de ces dents débute généralement vers le septième ou huitième mois. Parfois, plus précoces, une ou deux dents sortent à quatre mois et demi, ou cinq mois; plus tardives, au contraire, au dixième, onzième, douzième mois.

*Premier groupe.* — Vers le septième mois sortie, ensemble ou à peu de jours d'intervalle, des deux incisives médianes inférieures. Pendant trois à quatre jours, l'enfant peut être plus ou moins indisposé : moins d'appétit, un peu de diarrhée ou de constipation ; l'enfant bave, dort mal, s'agite, etc.

La gencive inférieure peut être rouge, gonflée, sensible au toucher ; puis les dents apparaissent et tout rentre rapidement dans l'ordre.

Ces phénomènes se montrent avec une intensité très variable au moment de l'éruption des différents groupes de dents, depuis les plus insignifiants jusqu'aux plus graves.

*Deuxième groupe.* — Quelques semaines se passent, puis vers dix ou onze mois, se montrent les deux incisives médianes supérieures, et bientôt les deux incisives latérales supérieures. Vers un an, donc, l'enfant a généralement six dents : deux en bas, quatre en haut.

*Troisième groupe.* — Deux mois environ plus tard, les deux incisives latérales inférieures sortent, puis bientôt après les deux premières petites molaires inférieures, et les deux premières petites molaires supérieures. L'enfant a quatorze à seize mois, et possède douze dents.

Il y a alors un instant de répit dont on peut profiter avec avantage pour effectuer le sevrage.

*Quatrième groupe.* — Les canines ne sortent guère que dans le cours de la deuxième moitié de la deuxième année, de dix-huit à vingt mois. Deux en bas, deux en haut.

*Cinquième groupe.* — Enfin les quatre secondes petites molaires sortent entre le vingt-huitième et le trentième mois. L'enfant a ses vingt dents de lait.

Ce tableau offre la marche la plus ordinaire de l'éruption des dents; mais les exceptions, les anomalies sont nombreuses, sans être toutefois l'indice d'une dentition difficile.

### ÉTAT DE SANTÉ DE L'ENFANT.

On choisira pour effectuer le sevrage, une époque où l'état général de l'enfant sera satisfaisant : si les aliments qu'il prend sont volontiers acceptés, bien digérés et lui profitent bien. Les selles ne seront pas diarrhéiques. Le sommeil sera calme. Il ne sera pas affecté de maladie aiguë : bronchite, pneumonie, coqueluche, fièvre éruptive, etc. En un mot, *l'enfant ira bien.* Il a quatorze à seize mois, et possède douze dents.

Si au contraire l'enfant est chétif, malingre, ou s'il est atteint d'une maladie chronique, l'allaitement au sein devra être continué. Le lait de sa nourrice est en effet pour le nourrisson le plus facilement assimilable, l'aliment qu'il digère le mieux, et par conséquent le meilleur. D'autre part l'enfant qui souffre trouve en tétant le sommeil et le calme.

Il faut envisager également l'état de la nourrice : cet allaitement qui devra être prolongé jusqu'après la sortie des premières molaires et même des canines, jusqu'à dix-huit mois environ, exige une forte constitution que n'ébranlent pas les fatigues de l'allaitement. Il est évident que le nourrisson ne retirerait qu'un bénéfice médiocre ou nul d'un lait pauvre fourni par une mère ou nourrice pleine de bonne volonté, mais trahie par une santé insuffisante.

### CHOIX DE LA SAISON.

On choisira une saison tempérée, le printemps et l'automne. Il est préférable d'éviter les températures extrêmes. En été, les embarras gastriques, la cholérine, les diarrhées, sont particulièrement à craindre. En hiver, pendant les grands froids, outre les maladies saisonnières, on pourrait être obligé de ne pas sortir l'enfant, et ses digestions pourraient en être affectées (perte de l'appétit, lenteur des digestions, constipation, etc.).

Donc, autant que possible, on évitera de sevrer en juillet, août et septembre, surtout dans les pays chauds, et en hiver, surtout dans le nord de la France.

### ÉPOQUE DU SEVRAGE DANS DIFFÉRENTS PAYS.

Dans notre climat tempéré, c'est à l'âge de douze à seize mois que l'enfant sera sevré.

Dans certains pays du nord, le sevrage est plus prématuré : c'est à l'âge de neuf mois que le professeur Graves, de Dublin, conseille le sevrage.

En Allemagne, en Angleterre et en Russie, la mère allaite généralement elle-même son enfant jusqu'à quinze ou seize mois.

En Norwège et en Suède, toutes les mères nourrissent leurs enfants, et ne les sèvrent qu'à deux ans. La mortalité infantile n'est, dans ces derniers pays, que de 10 p. 100.

Dans les pays méridionaux et dans le midi de la France, c'est généralement entre dix-huit mois et deux ans que cesse l'allaitement.

Nous empruntons au Dr Aubert (*loc. cit.*), les détails intéressants qui suivent sur le sevrage dans les pays lointains :

Au Calabar, l'allaitement est continué jusqu'à un moment assez rapproché des couches suivantes. S'il ne survient pas d'autre grossesse, l'enfant est allaité jusqu'à ce qu'il se détache lui-même du sein (Hervan). L'allaitement de l'enfant (Ouolof) dure en moyenne deux ans, souvent plus. La grande durée de l'allaitement est de pratique générale à la côte occidentale d'Afrique.

En Chine, la durée de l'allaitement serait de cinq années (Morache).

Le Dr Müller a récemment publié quelques observations qui confirment une curieuse habitude signalée par les voyageurs. Il n'est pas rare de voir des femmes, absolument privées de lait, provoquer chez elles le retour d'une sécrétion depuis longtemps tarie, pour allaiter un enfant que sa mère ne peut nourrir. Elles obtiennent ce résultat en mêlant à leur nourriture des substances plus ou moins excitantes, mais surtout en présentant plusieurs fois par jour leurs seins à un enfant vigoureux; au bout d'un certain nombre de succions, la sécrétion lactée s'établit. On sait qu'en Chine le lait de femme est vendu sur les marchés, comme chez nous le lait de chèvre ou d'ânesse; cette singulière coutume, née des goûts bizarres de la race, peut être avantageusement utilisée au profit des enfants qui sont privés du sein pour une raison quelconque.

Au Japon, d'après Godet, « le sevrage est inconnu et la mère allaite son enfant jusqu'au moment où il préfère une autre nourriture ». Comme en Chine, l'allaitement ne dépasse pas en réalité la cinquième année (*Revue internationale des sciences biologiques*, 1882).

Mêmes habitudes en Indo-Chine et au Cambodge.

Dans l'Inde, au contraire, l'allaitement est de courte durée. Dès que l'enfant a six mois accomplis, on le sèvre; alors a lieu l'*anaprassana*, cérémonie dont le nom exprime l'idée de donner pour la première fois des aliments solides.

Au milieu de nombreux invités, dans un banquet solennel, deux femmes font ouvrir la bouche à l'enfant, tandis qu'une autre y verse un peu de bouillie. Puis sacrifices aux dieux, distribution de présents aux brahmes et aux convives, etc. (Dubois).

Chez les Indiens américains, l'enfant tette en général pendant très longtemps. Au Darien, il n'est pas rare de voir des négrillons, âgés de trois ou quatre ans, prendre le sein de leurs mères. Reclus a vu des bambins jeter leur cigarette pour venir téter! (*Expl. aux isthmes du Panama et de Darien. Tour du Monde*, XXXIX.)

## SEVRAGE GRADUEL ET PROGRESSIF.

Le sevrage ne doit jamais être *brusque*.

Le bon sens indique qu'on ne doit jamais modifier le genre d'alimentation d'un enfant que d'une manière graduelle et lente, pour l'habituer peu à peu à digérer d'autres aliments. Or, nous l'avons habitué à ces aliments; nous lui avons appris à manger. Nous avons remplacé deux ou trois fois par jour les tétées par du lait, des bouillies : le moment est venu de lui supprimer définitivement le sein. C'est la méthode de sevrage *graduel et progressif*.

On commencera par sevrer de nuit, si ce n'est

déjà fait. Nous avons déjà conseillé de donner à téter une dernière fois, vers huit heures du soir, dès l'âge de dix à douze mois, et de faire dormir l'enfant jusqu'au matin. L'enfant s'y habitue facilement s'il est bien nourri pendant le jour. Un peu d'eau pure ou légèrement sucrée et aromatisée à la fleur d'oranger, suffira à calmer ses cris et à tromper son besoin de téter. Si, comme il arrive fréquemment, l'enfant continue à crier, sentant sa nourrice à côté de lui, ou si celle-ci n'a pas le courage de supporter les pleurs ou les cris de l'enfant, il suffira de les éloigner l'un de l'autre pendant la nuit. Dès la seconde nuit, l'enfant ne pensera plus à la tétée habituelle, et dormira tranquille.

Quelquefois même, mais nous n'approuvons pas cette manière de faire, on a l'habitude, dans certaines familles, de séparer brusquement, au moment du sevrage, l'enfant de sa mère ou de sa nourrice. On le confie à la grand'mère, on l'envoie à la campagne, etc. Or il est des enfants d'une sensibilité précoce que cet éloignement rend tristes, maussades, et qui, sous l'influence de cette disposition morale, refusent de prendre toute nourriture. Que les mères ne se séparent donc jamais de leur enfant juste au moment où il va avoir le plus besoin de leurs soins, de leurs caresses, et où le moindre trouble de digestion peut amener des phénomènes graves, diarrhée, etc.

Pendant le jour, on supprimera d'abord une tétée qu'on remplacera par un des petits repas habituels de l'enfant, bouillie de céréalose au lait ou au bouillon, potage gras, œuf à la coque peu cuit, pain trempé dans du jus de viande, ou dans du vin coupé d'eau sucrée (Donné, *loc. cit.*). Très rapidement ou supprimera les autres tétées, et en quelques jours le sevrage sera effectué sans que l'enfant en ait le moins du monde pâti.

De cette façon, l'enfant s'habituera peu à peu à son nouveau régime, et si quelque dérangement dans sa santé l'exige, il pourra facilement être remis, provisoirement, au sein.

La mère, elle-même, avec cette façon de procéder, n'aura pas à en souffrir : la sécrétion lactée diminuant progressivement et cessant bientôt tout à fait à l'aide d'un ou deux laxatifs et d'un bandage ouaté comprimant les seins.

Dans le cas où la sécrétion lactée continuerait avec abondance, malgré ces soins, on se trouverait bien d'administrer de petites doses d'antipyrine, 50 centigrammes, deux ou trois fois par jour. Il est évident que la trop banale tisane de canne et pervenche, parfaitement inutile, ne sera pas *prescrite*, mais ne sera pas *proscrite* non plus, pour éviter les reproches que ne manquerait pas d'essuyer le médecin, si, dans la suite, survenait à la nourrice une maladie quelconque, qui serait attribuée évidemment *au lait répandu*.

### SEVRAGE TARDIF ET PRÉMATURÉ.

Malheureusement l'époque du sevrage n'est pas toujours choisie à loisir : des difficultés graves peuvent surgir, soit que par suite de circonstances impérieuses et imprévues, on soit forcé de sevrer prématurément l'enfant, soit que l'allaitement ait été prolongé au delà des limites habituelles.

Il est évident que dans ces circonstances, les conseils que nous avons donnés sur la *préparation au sevrage* ne pourront être suivis. Il est donc nécessaire d'étudier la conduite à tenir pour éviter les inconvénients et les dangers du sevrage forcément hâtif, ou effectué trop tard.

Une mère, par exemple, est fatiguée par l'allaitement et ne peut continuer à nourrir sans compromettre sa santé; ou bien son lait diminue et finit par tarir bien avant l'époque du sevrage, ou bien c'est une nouvelle grossesse qui commence. Il faut donc sevrer l'enfant, *trop tôt*.

Si cet enfant est très jeune encore, et faible,

délicat, malingre, on ne donnera exclusivement que du lait. On essaiera le lait stérilisé, bouilli, coupé ou non, selon l'âge et les circonstances; le lait maternisé. L'état du tube digestif sera surveillé avec le plus grand soin, car en cas de diarrhée, de vomissements, d'embarras gastrique, d'*athrepsie* commençante, en un mot, le *seul* remède, s'il n'est pas trop tard, sera de recourir de nouveau et le plus vite possible à l'allaitement au sein.

L'allaitement, naturel donc, si possible (ou artificiel) devra être prolongé jusqu'à dix-huit mois environ. Tout autre mode d'alimentation devra être peu à peu essayé avec la plus grande prudence, et quand l'enfant digérera bien les petits aliments, le sevrage pourra alors être effectué avec succès.

On se souviendra, en résumé, qu'il faudra redoubler de précautions, car c'est dans ces conditions de sevrage prématuré que sévit la grande mortalité des nourrissons.

Le pronostic sera plus favorable, si l'enfant qu'on est forcé de sevrer trop tôt, est, au contraire bien portant; si ses chairs sont fermes, s'il dort bien, si ses digestions sont bonnes. On aura alors beaucoup de chances pour qu'il supporte bien l'allaitement artificiel.

## SEVRAGE TARDIF.

Au contraire, il peut se trouver que l'enfant, à 15, 18 mois et plus, n'ait pas été habitué, à l'âge et avec les précautions indiquées, à une alimentation complémentaire : il tette encore et se nourrit exclusivement du lait de sa nourrice. Le sevrage est alors plus pénible.

L'allaitement trop longtemps continué, dit Donné, prolonge pour ainsi dire l'état de première enfance, retarde le développement et les progrès des forces et apporte au sevrage des obstacles toujours croissants.

Ce n'est donc que dans les circonstances exceptionnelles, en cas de maladie, d'extrême faiblesse, de dentition laborieuse, que la durée de l'allaitement doit dépasser les bornes ordinaires et être portée au delà de quinze mois.

C'est en effet à cause de la difficulté du sevrage que nous nous opposons à l'allaitement naturel exclusif aussi prolongé. L'enfant est tellement habitué au sein, et à *son* lait, qu'il refuse énergiquement toute autre nourriture. On peut alors essayer, pour dégoûter l'enfant, d'appliquer de la teinture d'aloès sur le mamelon : ce moyen réussit assez bien ; puis l'éloigner, de temps en temps au moment de ses tétées, de sa nourrice. Il faut, en un mot, prendre conseil des circonstances, et essayer tous les moyens pour le décider à accepter de nouveaux aliments : d'ailleurs le nourrisson ne boudera jamais longtemps contre la faim.

Il y a un autre inconvénient encore : le lait, après dix-huit mois ou deux ans, est devenu insuffisant, ou trop pauvre. Que si, de plus, il s'agit d'une nourrice mercenaire, intéressée à tromper pour garder sa place, qui a commencé l'allaitement avec un lait déjà vieux de six mois ou même davantage, on peut juger de quel lait l'enfant se nourrira à l'âge de dix-huit mois ! Mais ce ne sera pas une raison, si l'enfant a souffert de ce régime, s'il est maigre, étiolé, sans forces, alors qu'on se décidera à le sevrer, pour lui offrir de suite, sous prétexte de le fortifier, des bouillons gras, de la viande, du vin, etc. Ce changement trop brusque de régime sera des plus préjudiciables à l'enfant. Il faut au contraire le remettre au lait, au bon lait, peu à peu aux bouillies légères, bref aux préparations destinées à l'habituer à manger, à digérer dans quelque temps les aliments nécessaires à son âge.

Les sevrages retardés sont si rares de nos jours que nous aurions presque pu nous dispenser d'en signaler les inconvénients. Il est cependant des mères qui ne peuvent se décider, avant le quinzième ou dix-huitième mois, à donner même un peu de lait étranger à leur enfant. Aussi, à ce moment, le sevrage offre certaines difficultés que nous avons cru utile d'exposer pour les résoudre.

## APRÈS LE SEVRAGE.

Enfin voilà l'enfant sevré depuis quelque temps déjà. L'appétit est bon, les garde-robes surveillées avec soin sont louables. L'enfant grandit, ses forces digestives augmentent, et maintenant ce sont de véritables petits repas qui lui sont nécessaires (l'enfant a environ vingt mois ou deux ans).

On lui donnera, au réveil, une bouillie ou un potage au lait, aux pâtes, semoule, tapioca, ou à la céréalose, etc., selon son goût.

A midi, une panade bien cuite et passée, et un œuf à la coque, ou de la purée de pommes de terre et un fruit cuit.

Au goûter une tartine de gelée de fruits, ou du lait et du pain.

Au dîner, un potage léger, et un œuf, et un dessert : crème, fruit cuit.

Très peu de gâteaux et de bonbons. L'enfant, n'ayant encore que deux ans environ ne mangera pas à table avec ses parents, *mais auparavant*. Il mangera ainsi seulement ce qui lui sera nécessaire : autrement il voudra et souvent on lui donnera de tout ce qui paraît sur la table familiale, et qui lui est absolument défendu : ragoût, friture, salaisons, gibier, salade, pâtisserie, fruits crus, vin, café, etc.

Enfin l'enfant grandit toujours, il a *au moins* trente mois, sa dentition de lait (20 dents) est complète ; on peut l'admettre à table et l'habituer, doucement et progressivement, aux aliments de la famille.

# POST-SCRIPTUM

Il serait à désirer que ces notions d'hygiène alimentaire de l'enfance fussent bien comprises non seulement par les mères, mais encore longuement expliquées et répandues dans le monde des nourrices mercenaires, monde ignorant imbu de préjugés dangereux ou absurdes, crédule à l'excès pour tout ce qui est superstition nuisible ou coutume stupide.

Les hécatombes épouvantables des pauvres petits nourrissons, signalées par le docteur Monot, de Montsauche (Nièvre), dans son mémoire à l'Académie de médecine (1865), sont une preuve que l'effrayante mortalité des enfants nouveau-nés ou du premier âge doit être attribuée, en grande partie, à l'absence de soins et à une hygiène absolument déplorable. Le tiers des enfants meurt avant d'avoir atteint un an ! Et les petites victimes sont aussi bien les enfants de Paris envoyés en nourrice, que les enfants des nourrices de la province que celles-ci, ayant trouvé une place de nourrice sur lieu, renvoient ou laissent dans leur pays natal.

« On le gorge (le nourrisson) — dit le docteur Monot — au lieu de lui donner une nourrice, d'une nourriture grossière, trop abondante, et nullement en rapport avec l'organisation de son tube digestif. De là les affections les plus graves, l'entéro-colite (inflammation de l'intestin), le ramollissement des membranes muqueuses, puis la mort dans d'effroyables proportions. Si par hasard l'enfant survit, sa constitution s'altère profondément, il devient scrofuleux, rachitique, tuberculeux... »

Grâce à l'application de la loi Roussel (1874) sur la protection des enfants du premier âge, l'industrie nourricière fait maintenant moins de victimes. Les nourrices soignent et alimentent mieux leurs nourrissons. Les meneurs sont sévèrement surveillés et contrôlés. Mais il reste encore beaucoup à faire.

Pour les enfants des villes, le désastre n'est pas moindre. Il meurt par an, à Paris, près de 3,000 enfants, d'*athrepsie*, c'est-à-dire de faim, d'inanition, en d'autres termes des suites d'une nourriture non appropriée à leur âge ou par défaut de soins.

Plus des trois quarts des décès, sur ce nombre, doivent être attribués au biberon, soit à cause du biberon lui-même, soit à cause de la mauvaise qualité du lait !

### LAIT. — LAITERIES. — VACHERIES, ETC.

A la campagne et dans les petites villes, il est relativement facile de se procurer du lait pur et frais.

Mais à Paris et dans les grandes villes, la difficulté est immense, et la question est encore loin d'être résolue, malgré les très réels et importants progrès accomplis par l'industrie laitière depuis quelques années. De grands établissements expédient journellement des quantités considérables de lait, et généralement, quand ce lait est livré cacheté, on peut dire de lait de bonne qualité. Malheureusement, outre l'altération inévitable résultant de la date déjà éloignée de la traite, quelques heures au moins, et l'agitation produite au sein du liquide par le voyage, il faut compter avec les altérations ou les falsifications que ne lui font que trop souvent subir les divers intermédiaires entre le producteur et le consommateur.

Est-il besoin de rappeler l'écrémage, l'addition d'eau, et comme conséquence l'addition de dextrine, de fécule, de blanc d'œuf, de gélatine, de décoctions de riz, d'orge, de son, etc. ?

Est-il donc impossible ou très difficile de se procurer — à *un prix peu élevé* — du lait pur, de bonne qualité, fraîchement tiré, en un mot du *bon lait?*

C'est dans ce but qu'il s'est créé des vacheries au sein même des villes. Au premier abord, cette innovation paraît réaliser un grand progrès, et souvent, en effet, c'en est un. Le public voit les vaches, le lait est tiré devant l'acheteur, et l'enfant ou le malade peuvent ainsi consommer du lait cru, naturel, qui paraît offrir toutes les garanties désirables.

Malheureusement il est souvent facile de constater que l'étable où les vaches sont entassées est trop petite et ne cube pas un nombre de mètres suffisant pour assurer l'oxygénation complète de l'air respirable. En outre, ces bêtes sortent rarement, perdent leur santé par défaut d'exercice, et en outre sont rapidement épuisées par le surmenage de la sécrétion lactée auquel elles sont condamnées.

On sait en effet que l'on peut, à l'aide d'une nourriture appropriée, augmenter considérablement la quantité du lait fourni par une vache, mais aux dépens de la qualité.



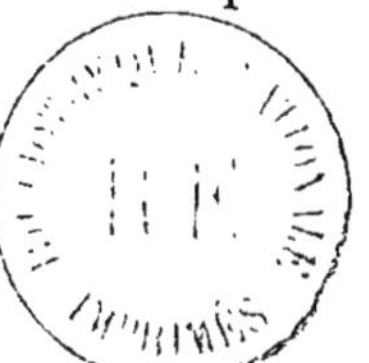

De plus, le prix du lait est encore trop élevé. Je ne dis pas qu'il ne soit justement rémunérateur des soins, du travail, du capital des industriels qui exploitent ces vacheries. Je dis seulement que bien des familles pauvres, et c'est dans ces familles que sévit surtout la mortalité des nouveau-nés, ne peuvent distraire de leur modeste budget une somme aussi considérable pour la nourriture du petit enfant.

### LAIT FOURNI AUX INDIGENTS SOUS LE CONTROLE DE LA VILLE DE PARIS.

Le lait stérilisé du commerce est d'un prix assez élevé pour que les mères indigentes ne puissent pas s'imposer cette dépense. Elles donnent à leurs enfants du lait des crémeries, c'est-à-dire un breuvage malsain.

« Croirait-on cependant que dans les crèches (1), dit le Dr Lazard, le lait fourni aux enfants est du lait acheté au petit bonheur, sous une porte cochère ou dans une laiterie du voisinage ? Les administrateurs de ces établissements ne se font sans doute aucune illusion sur la qualité du lait qu'on leur livre, mais ils ne continuent pas moins

(1) Dr G. Lazard, *Journal de Clinique et de Thérapeutique infantiles*, 1895 (et passim).

à en abreuver leur petit monde; aussi, je vois très souvent, au Dispensaire de Belleville, des enfants allaités par leur mère, mais confiés aux crèches pendant les heures de travail, présenter des diarrhées plus ou moins graves. Ils sont évidemment victimes de leur séjour à la crèche, quand il serait cependant si simple de leur rendre ce séjour profitable en leur donnant du bon lait stérilisé.

Les mères indigentes, si elles ne donnent pas à leur enfant du lait stérilisé, ont au moins l'excuse de leur ignorance et de leur pauvreté.

M. le Dr Vildermann, de Paris, a eu la généreuse pensée de chercher une combinaison financière et industrielle qui permettrait de fournir aux indigents du bon lait à un prix modique et de leur donner le moyen de le stériliser.

M. Vildermann met sous nos yeux l'effrayante mortalité des nourrissons, due aux affections gastro-intestinales :

« Il meurt tous les ans, à Paris, environ 9,000 enfants de zéro à un an. Sur ce nombre, plus de deux cinquièmes meurent de gastro-entérite et diarrhée infantile, plus de la moitié, si l'on y ajoute les décès par débilité congénitale : 4,908 décès, en moyenne, par an, pour la période 1881-1892. Ainsi donc, voilà 5,000 enfants qui meurent tous les ans faute de nourriture convenable et dont la majorité échapperait à la mort avec une alimentation suffisante et saine! Et parmi les 4,000 enfants restants qui meurent de bronchite, broncho-pneumonie, convulsions, fièvres éruptives, etc., combien n'en sauverait-on pas s'ils étaient plus résistants, étant mieux nourris? Car il est évident qu'un enfant bien nourri, ayant son tube digestif en bon état, résistera bien autrement à une maladie aiguë qu'un enfant mal nourri, chétif et débilité par la misère physiologique. Il est incalculable le nombre des enfants qui succombent directement ou indirectement par suite d'une alimentation défectueuse et qu'on sauverait avec un allaitement rationnel et bien conduit. »

Il est évident, à priori, et sans qu'on ait de documents certains, que le plus grand nombre de ces décès sont fournis par la classe pauvre de Paris. C'est parmi les indigents que la misère et l'ignorance concourent à rendre l'allaitement artificiel aussi défectueux que possible.

D'autre part, M. le Dr Variot, médecin des hôpitaux (1), frappé des résultats très remarquables qu'il obtenait par l'administration du lait stéri-

(1) Dr Variot, *Journal de Clinique et de Thérapeutique infantiles*, 1893.

lisé aux enfants atteints de diarrhée, résultats qu'il était alors un des premiers à constater, proposait de fournir du lait stérilisé aux filles mères.

« J'ai vu bien souvent, à Belleville, des filles mères apportant des enfants nourris au lait de crémerie, avec des biberons chargés de lait à cinq sous le litre. Ces enfants meurent en grand nombre de diarrhée et d'athrepsie. Pourquoi ne distribuerait-on pas des secours en nature à ces filles mères, pourquoi ne leur délivrerait-on pas du lait stérilisé, puisqu'il est absolument démontré que ce lait est excellent pour l'allaitement artificiel? »

M. Vildermann veut appeler tous les indigents à faire profiter leurs enfants du bénéfice du lait stérilisé, et il apporte une combinaison qu'il a étudiée au point de vue financier et qui paraît réalisable. Nous allons essayer d'en donner une idée. M. Vildermann part de ce point que le lait des hôpitaux coûte à l'administration vingt centimes le litre et que ce lait est d'excellente qualité puisque, pour être accepté, il doit remplir des conditions de densité, de richesse en beurre, etc., imposées aux adjudicataires par un cahier des charges très prévoyant.

« Or, ce que la ville de Paris fait pour les hôpitaux, pourquoi ne le ferait-elle pas pour nos

6.

indigents et nécessiteux? Pourquoi la Ville ne s'entendrait-elle pas avec une ou plusieurs sociétés qui se chargeraient de fournir aux indigents et nécessiteux du lait pur à vingt-cinq centimes le litre dans les mêmes conditions de contrôle et de garantie que dans le hôpitaux, car c'est justement ce contrôle de la ville de Paris qui leur assurerait une clientèle nombreuse et des bénéfices certains?

« La clientèle des bureaux de bienfaisance fournirait, en effet, un débit aussi sûr que celui des hôpitaux, si elle était assurée de trouver à 25 centimes le litre du lait de bonne qualité, contrôlé par la ville de Paris, au lieu de payer 25 ou 30 centimes un lait le plus souvent détestable, en tous cas mouillé et écrémé. »

M. Vildermann voudrait de plus que ces sociétés prêtassent des appareils de stérilisation, au même titre que la Compagnie du gaz prête des fourneaux à ses clients.

Là, nous avouons n'être pas de l'avis de notre honorable confrère : nous entrevoyons des difficultés de tout ordre dont la plus importante est justement la pratique de la stérilisation à domicile.

Entre les mains de gens inexpérimentés, d'une intelligence plutôt médiocre en général et ne pouvant que difficilement se rendre compte de la nécessité absolue des soins nombreux et délicats que réclame la stérilisation, obtiendra-t-on des résultats égaux à ceux que fournirait le lait stérilisé du commerce? D'autre part il faut compter avec le prix du chauffage, qui est encore assez élevé.

Quoi qu'il en soit, le projet de M. Vildermann lui fait honneur, mais je me rallierais bien plus volontiers à l'idée d'un arrangement avec un ou plusieurs grands industriels qui fourniraient non pas simplement du lait *pur*, mais du lait *stérilisé*, à prix réduit, sous le contrôle de la ville de Paris. Les précautions nécessaires seraient prises pour que ce lait soit réservé aux indigents. Distribution dans les bureaux de bienfaisance, etc.

Peut-être en étudiant ces diverses combinaisons, pourrait-on arriver à améliorer l'allaitement artificiel des nourrissons de la classe pauvre de Paris, et à diminuer l'effroyable mortalité qui les frappe.

## VACHERIES MUNICIPALES.

Le cri d'alarme est jeté! Nous avons étudié différents projets de médecins ayant à cœur de résoudre ce problème d'hygiène sociale de la plus haute gravité, tout d'actualité, et dont la solution présente une importance énorme. A l'heure, en effet, où la dépopulation de la France, l'excédent des décès sur les naissances, émeut à juste titre les esprits soucieux de l'avenir de la Patrie, il est impossible de se désintéresser de l'effrayante mortalité qui sévit sur le premier âge, presque essentiellement due à une alimentation défectueuse!

Si le chiffre des naissances diminue, efforçons-nous du moins de conserver le plus grand nombre de nouveau-nés ! Puisqu'il est prouvé que l'*athrepsie* enlève chaque année des milliers d'enfants, cherchons-en du moins le remède!

Le lait pur, le bon lait, ne pourrait-il provenir de vacheries municipales?

La création d'étables modèles, dirigées par un vétérinaire et soumises au contrôle de la municipalité, est-elle irréalisable?

Ces étables situées aux portes de Paris, bien installées et aérées, ne recevraient que des bêtes de choix qui seraient surveillées avec soin. Ces étables contiendraient vaches et ânesses.

Elles fourniraient le lait au prix de revient soit au public, soit à l'Assistance Publique (service des Hôpitaux, Bureaux de Bienfaisance, Crèches, etc.).

On pourrait avec avantage y annexer une

crèche d'enfants abandonnés (professeur Tarnier).

On pourrait, dans les meilleures conditions, s'y livrer aux expérimentations nécessaires pour la solution des problèmes qui se rattachent à l'allaitement artificiel.

Un laboratoire de chimie médicale, microbiologie, etc., y serait annexé.

Plusieurs grandes villes d'Allemagne et de Suisse (Francfort-sur-le-Mein, Bonn, Cologne, Bâle, Genève) possèdent des établissements de ce genre qui jouissent d'une grande faveur auprès du public.

Le régime des vaches y est l'objet d'une attention toute spéciale. Leur nourriture contient, en certaines proportions, le foin, la farine de froment, d'orge, maïs, avoine, de manière à donner au lait les qualités les plus propres à l'alimentation et au développement des enfants.

Le Dr Albrecht, de Neufchâtel, a dit au Congrès de Salzbourg que partout où ces vacheries avaient été installées, elles avaient eu une heureuse influence sur la mortalité des enfants du premier âge.

Ce lait est livré, soit à l'établissement, soit en ville, logé dans des bouteilles de verre soigneusement bouchées, de telle façon que le lait ne puisse être l'objet d'aucune falsification dans le trajet.

En attendant ce desideratum, que des voix autorisées ont déjà exprimé en haut lieu, nous recommanderons aux mères de bien veiller au choix du lait qu'elles offriront à leur bébé.

A Paris, et dans la plupart des villes, il existe actuellement des laboratoires de chimie, privés, municipaux ou départementaux (stations agronomiques) où l'analyse du lait renseignera les mères sur les qualités de ce précieux et indispensable aliment de leur enfant, et les guidera dans leur choix.

FIN

# TABLE DES MATIÈRES

CHAPITRE IV.



CHAPITRE V.



POST-SCRIPTUM.



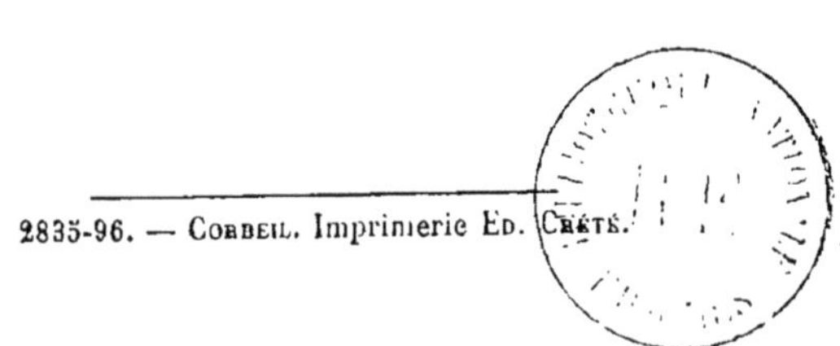

2835-96. — Corbeil. Imprimerie Éd. Crété.

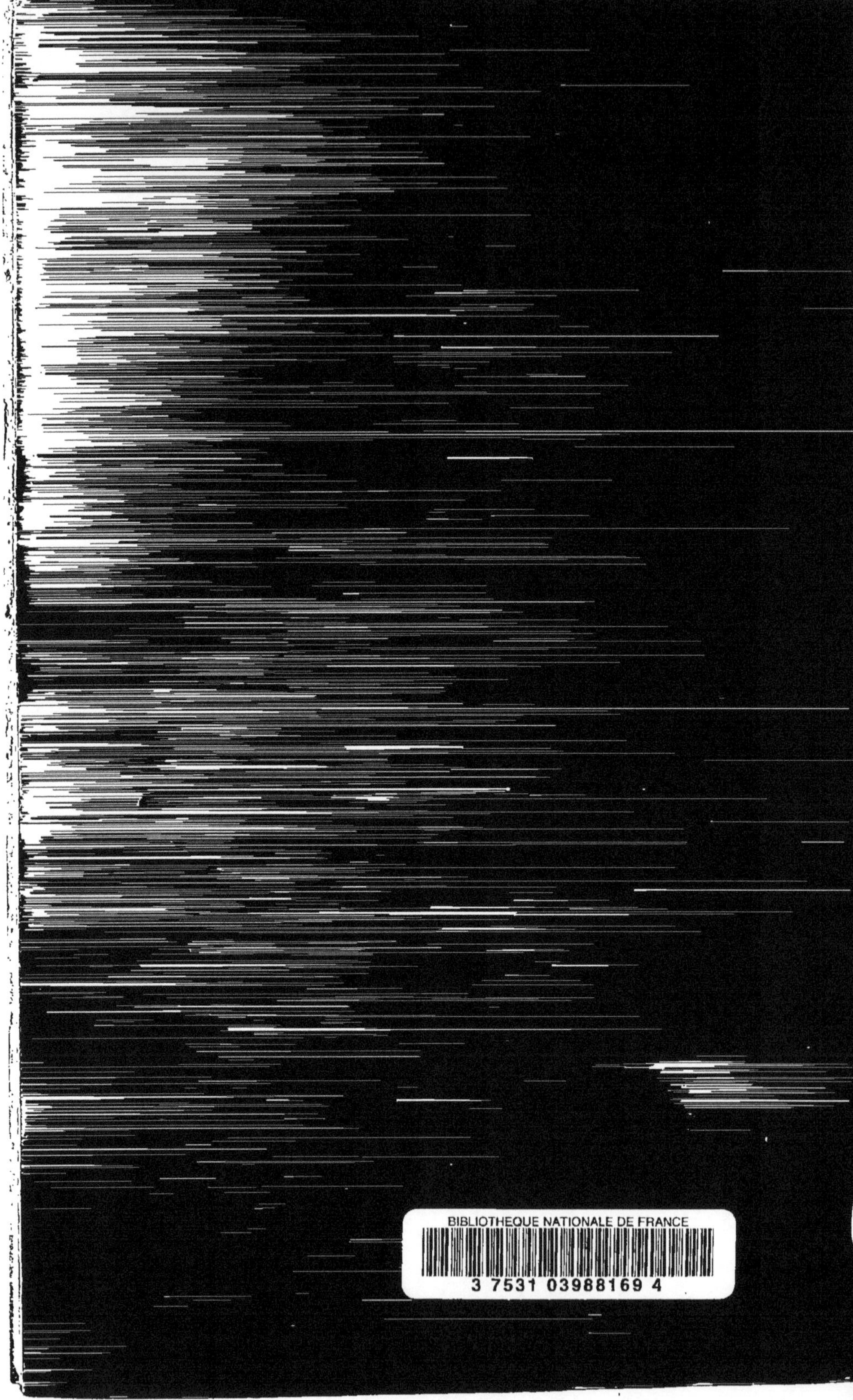

www.ingramcontent.com/pod-product-compliance
Ingram Content Group UK Ltd.
Pitfield, Milton Keynes, MK11 3LW, UK
UKHW020322250726
13967UKWH00004B/1811